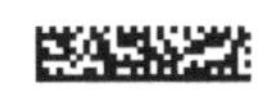

Te 151
1,094 (2)

T 3817.
2 D a 2

MF
5/1907

je vous envoie monsieur par le st. pere daniel un
remede de mr athaut flameux medecin, je crois
que dans l'etat ou vous estes vous ne pouriez faire
mieux que de vous en servir — il faut pour ce
vous addresser a l'apotichaire des augustins de la
place de victoire qui vous dira comment vous
devez vous en user. je souhaite de tout mon
coeur que ce remede vous retablisse en parfaite
sancté ce remede sont des poudres

MEDECINE UNIVERSELLE
PROUVÉE
PAR LE RAISONNEMENT
DÉMONTRÉE
PAR L'EXPÉRIENCE:
OU
PRÉCIS DU TRAITÉ

De Meſſire JEAN AILHAUD Conſeiller Sécrétaire du Roi, Seigneur de Caſtelet, de Vitrolles & de Montjuſtin, & Docteur en Médecine de la Faculté d'Aix en Provence.

PAR

Meſſire JEAN-GASPARD AILHAUD *ſon Fils,
Conſeiller Sécrétaire du Roi, Baron de Caſte-
let, Seigneur de Vitrolles & de Montjuſtin, &
Docteur aggregé en Médecine de la même Faculté.*

A CARPENTRAS,

Chez DOMINIQUE-GASPARD QUENIN,
Imprimeur-Libraire.

M. DCC. LX.
Avec Permiſſion des Supérieurs.

AVERTISSEMENT.

U mon Père, Docteur en Médecine de l'Université d'Aix en Provence, avoit donné pour le bien public un sistême sur l'origine & la cause des maladies, qui dans son principe n'a pû avoir d'autres sectateurs que ceux qui abandonnés des Médecins ont été assés heureux de suivre ses préceptes. Les effets merveilleux du spécifique dont il est l'Auteur, firent bientôt passer son nom & sa renommée dans tous les Païs du monde : il est mort comblé de gloire.

Je ne sçai par quel caprice le sieur Thiery Médecin de la Faculté de Paris jugea à propos de remuer ses cendres par son observation imprimée dans le Mercure du mois de Mai 1758. Les faussetés & les invectives qui composent cette observation, me firent prendre le parti de la mépriser, m'imaginant que des grossiéretés pareilles ne pourroient faire aucune impression. Monsieur de Russy Lieu-

tenant Colonel du Corps Royal de l'Artillerie en marqua sa surprise à l'Auteur du Mercure le 10. Juillet de la même année. Sa lettre fut imprimée dans le second Volume du Mercure du mois d'Octobre suivant. Plusieurs personnes à son exemple écrivirent à l'Auteur du Mercure qui crût devoir s'imposer silence, quoique la matière fut des plus intéressantes. Les choses ont resté là jusques en 1759. que je lûs dans le Mercure de Mai de ladite année les éclaircissemens que le sieur Thiery a donné à son observation : je les trouvai si faux & si peu décens, que je crûs devoir les mépriser encore.

Nombre de personnes, cependant, m'assurent que quoique les écrits du sieur Thiery trouvent leur condamnation dans le spécifique qu'il attaque, je ne sçaurois me dispenser de donner au Public une Instruction pour le rassurer sur les doutes qu'il a pû former sur mon silence.

Je me trouve donc dans la nécessité de donner cette Instruction. J'ose esperer que sans faire attention au stile aussi simple que la matière sera intéressante, on voudra bien examiner la vérité & la solidité de l'expérience qui a donné lieu à mon raisonnement.

Mon idée n'est point de renverser les principes de la Médecine, ni de critiquer les Maîtres de l'Art, mais de prouver & de démontrer que toutes les maladies ne procédent que d'une seule cause, & qu'il ne faut qu'un seul remède pour détruire cette cause générale des maladies.

De cette façon on ne multipliera point les êtres sans nécessité : on évitera tout qui-pro-quo : on sera sûr de ne mourir que de la violence du mal, & jamais de la malhabileté de celui à qui l'on se confie. C'est ce qui va être prouvé par le raisonnement & démontré par l'expérience la moins équivoque, attestée par gens dignes de foi, habitants divers païs du monde.

On concevra aisément les motifs qui (contre cette expérience) ont engagé le sieur Thiery à donner des observations qui se démontrent fausses d'elles mêmes, mais on ne sçauroit comprendre les raisons qui l'ont déterminé à insulter la mémoire d'un Docteur en Médecine dont les rares talens l'ont rendu à jamais recommandable. Sa découverte lui a non-seulement attiré des éloges de toute

A iij

part ; mais elle lui a mérité de la bonté du Roi en 1745. la charge de son Conseiller Sécretaire , & en 1753. le don du droit de Prélation conçû en ces termes : Voulant gratifier , & de nouveau réconnoître les services que le Sieur Jean Ailhaud , notre Conseiller Sécretaire en la Chancellerie établie près notre Parlement de Provence à Aix , rend au Public par les longues & pénibles récherches qu'il a faites dans la science de la Médecine , qui l'ont mis en état de trouver un secret composé uniquement des simples dont la bonté & l'usage sont excellens pour guérir plusieurs maladies , même les plus invétérées ; Nous lui avons fait & faisons don par ces présentes signées de notre main , du droit de Prélation qui nous est dû & échû à cause de l'acquisition qu'il a faite des terres de Castelet , Vitrolles & Montjustin , &c.

Il est encore fait mention de cette heureuse découverte dans les Lettres d'érection de la terre de Castelet en Baronie , qu'il a plû au Roi de m'accorder & à mes descendans dans le mois de Novembre 1758.

Tous ces témoignages sont plus que suffisans pour démontrer l'efficacité du remède ;

& pour le mettre & son auteur à l'abri de toute critique.

On conviendra que (contre de telles armes) le sieur Thiery, au lieu de s'en prendre par des invectives indignes de la profession qu'il exerce, auroit dû s'appliquer à détruire & à renverser, s'il avoit pû, l'expérience qui est la base & le fondement du sistême de mon Père. Je vais le réduire en un seul argument, afin que chacun puisse en comprendre la vérité. Cet argument sera suivi de la façon aisée d'user du remède pour en retirer tout l'effet qu'on doit en attendre.

Je crois devoir joindre à ce précis le Traité que le R. P. Félix ancien Prieur des Augustins réformés du Couvent Royal près la place des Victoires à Paris me dédia en 1758. Son érudition égale son zéle pour le bien de l'humanité, & son expérience l'a mis en état d'être utile à un grand nombre de personnes dont plusieurs doivent la vie à ses salutaires conseils dans l'usage de ma Poudre.

Cette Brochure sera terminée par cent Lettres de guérison, qui jointes aux cent quatre vingt dix-sept Lettres qu'on trouve dans le Traité de mon Père imprimé en 1755. ne laif-

feront aucun doute fur l'efficacité du remède qui les a opérées.

J'efpere que les Médecins plus fincères que le fieur Thiery reconnoitront que la multiplicité des remèdes, que l'on a plus multiplié que les maladies, n'a fervi qu'à mettre la confufion dans la Médecine, & qu'étant animés par la vérité qui regnera dans cet écrit, ils travailleront encore plus fructueufement que moi à mettre la Médecine dans un point d'évidence.

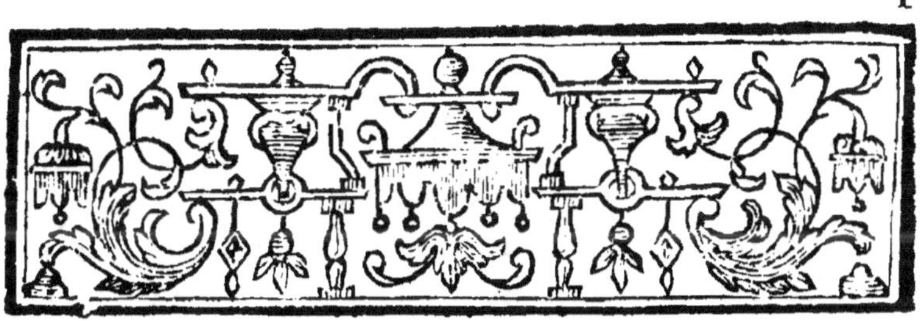

MEDECINE
UNIVERSELLE.

E S maladies ne procédent point du sang & des esprits, mais toûjours des humeurs qui s'opposent à leur naturelle circulation.

La santé dépend de l'équilibre entre les parties solides & les parties liquides dont le corps est composé. Cet équilibre peut être troublé par six choses non naturelles qui n'entrent point dans notre constitution, mais sans lesquelles nous ne sçaurions subsister. Ces six choses sont l'air, le manger, & le boire; le mouvement & le repos; le sommeil & les veilles; les excremens & les matières retenuës, & les passions de l'ame.

Quand nous usons de toutes ces choses modérément, l'équilibre regne, nous nous portons bien. Mais si nous en prenons trop ou trop peu, l'équilibre cesse, les humeurs sont troublées dans leur cours naturel, elles ne se filtrent plus également, elles s'arrêtent dans différentes parties du corps où elles produisent diverses maladies.

Le sang contient avec lui toutes les humeurs qui se filtrent, chacune par les glandes qui lui sont deſtinées , & jamais une glande ne filtre *danſ l'état naturel* l'humeur qui doit être filtrée par l'autre. Je m'explique ; le foye qui filtre la bile ne filtre jamais, dans l'état naturel, l'urine qui doit être filtrée par les reins , & ainſi des autres.

Lorſque le ſang ſe dépouille dans ſa circulation de toutes ſes humeurs , il circule librement ; l'équilibre regne entre les ſolides & les liquides , on ſe porte bien.

Mais ſi par l'abus des ſix choſes non naturelles l'équilibre manque , les humeurs ſont troublées , elles ſe trouvent détenuës & arrêtées dans différentes parties du corps où elles forment des glaires , des obſtructions & des mauvais levains qui s'oppoſent à la naturelle circulation du ſang , des eſprits & des humeurs. De là naiſſent les différentes maladies auxquelles l'homme eſt ſujet.

Quoique le ſang contienne avec lui toutes les humeurs qu'il porte dans les différentes parties du corps & dans les glandes où elles ſe filtrent ; quoique les humeurs ſoient ſuſceptibles de pluſieurs altérations capables de produire la maladie , il eſt certain que le ſang eſt toûjours pur, diſtingué des humeurs , & incapable de produire *par lui-même* la maladie.

D'où l'on doit conclure que la fièvre la plus ardente, l'eſquinancie, la pleuréſie, & généralement toutes les maladies inflammatoires que l'on impute au ſang , ne ſont occaſionnées que par l'abondance ou la mauvaiſe qualité des levains qui s'oppoſent à ſa naturelle circulation.

Ces maladies , je l'avoue , paroiſſent produites par le ſang qui étant porté avec trop d'impétuoſité dans certaines parties du corps par l'obſtacle qu'il trouve dans ſa circulation , s'y arrête , & cauſe la tention , la rougeur , la

chaleur, & la douleur ; mais ſi l'on veut chercher la vraïe cauſe de ces ſimptômes, on s'ap-
percevra que le ſang qui paroît les produire,
ne les produit pas *par lui-même*, & que ce
ſont des humeurs non filtrées & arrêtées dans
quelque partie du corps, leſquelles troublant
le ſang dans ſa circulation, l'obligent de ſe
porter avec trop de précipitation dans les parties les plus foibles.

D'où il ſuit que ſi dans le cas où le ſang paroît être en trop grande abondance on l'évacue
par les ſaignées, & l'on ne donne pas une
prompte fuite aux humeurs arrêtées qui pro-
duiſent le regonflement du ſang, il arrive,
dis-je, qu'après avoir ſéjourné long-tems dans
les parties où il ſe trouve arrêté par force, il
croupit, il change de nature, il ceſſe d'être
ſang. De-là l'inflammation & ſouvent la mort
qui n'arriveroit point, ſi au lieu d'évacuer le
ſang principe de la vie, incapable de nuire,
on donnoit la fuite aux humeurs arrêtées, aux
glaires & mauvais levains qui ſont la cauſe de
l'inflammation.

Je ne dois point laiſſer ignorer que mon Père,
qui ſuivant la pratique du fameux de Barbey-
rac ſon oncle, faiſoit beaucoup ſaigner, ceſſa
d'ordonner cette opération avant ma naiſſance.
J'ai quarante & un an, & j'ai joui à plein de ſa
découverte, n'ayant jamais été ſaigné non plus
que mes enfans & aucun de ma famille depuis
ce tems. L'expérience démontre que pluſieurs
de ceux qui s'étoient habitués à la ſaignée ont
perdu cette habitude, en obſervant de ſe purger
toutes les fois qu'ils ont crû avoir beſoin de la
ſaignée.

D'où il ſuit que cette opération qui doit être
regardée comme une préparation à la guériſon

plutôt qu'un remède , doit être faite avec beaucoup de ménagement , & dans les seuls cas où
l'on penseroit qu'il convient de donner du jour
par l'ouverture de la veine.

*Les maladies ne procédant point du sang ,
mais toûjours des mauvais levains , on doit conserver le premier & donner la fuite aux seconds.*

Le sang est le principe de la vie , personne
n'ignore cette vérité. Il est de sa nature pur,
bien faisant & incapable de nuire , ainsi qu'il
a été prouvé ; donc on doit le conserver , &
dans tous les cas n'évacuer que les mauvais levains & détruire insensiblement les obstructions qui font la cause des maladies dont l'homme est travaillé. Leur différente dénomination
procéde des parties malades qu'on crût devoir
distinguer pour appliquer à chacune le remède
convenable , parce qu'on pensoit, comme l'on
croit encore aujourd'huy , que chaque maladie
dépend d'une cause particulière. Cette division
des maladies a donné lieu à la multiplicité des
remèdes & aux qui-pro-quo auxquels bien
de personnes doivent leur mort. Cela n'arrivera plus si l'on fait attention à ce qu'une
expérience non interrompuë de plus de soixante ans a démontré à mon Père , sçavoir :

*Que toutes les maladies de tel genre & nature
qu'elles soient (excepté celles qui dépendent
d'un défaut de conformation , & dans ce cas
elles font incurables) procédent toûjours des
humeurs non filtrées & arrêtées dans certaines
parties du corps , ainsi que des obstructions &
mauvais levains qu'elles y forment , & jamais
du sang qui a été créé pour circuler dans toutes
les parties du corps pour les nourrir , les vivifier,
& nullement pour leur nuire.*

Ce n'est donc point le sang qu'il faut évacuer,

mais toûjours les humeurs arrêtées & les obſtructions qui font la cauſe des maladies.

Si dans un cas preſſant où l'on ne peut faire
avaler aucun remède au malade, on lui ouvre
la veine pour ſuivre le préjugé qu'il ſeroit difficile de détruire, qu'on ait attention dans ce
cas & dans tout autre où l'on croira la ſaignée
indiſpenſable, de ne pas abbattre les forces du
malade par des ſaignées trop copieuſes & trop
réïtérées. On ne doit pas ignorer qu'en dimi-
nuant le ſang néceſſaire à la vie, on donne un
plus grand large aux mauvais levains qui cau-
ſent tout le ravage. L'expérience ne démontre-
t'elle pas que les ſaignées trop réïtérées appau-
vriſſent la maſſe du ſang, & font tomber les
malades dans l'hydropiſie & autres maladies
plus ſérieuſes que celles dont on auroit voulu
les guérir ?

J'ai prouvé que les maladies ne procédent
jamais du ſang principe de la vie qu'il faut
conſerver, & qu'elles ſont toûjours produites
par les humeurs arrêtées & par les obſtructions
& mauvais levains qu'il faut évacuer & détruire ; il ne me reſte qu'à donner la façon la plus
aſſurée pour parvenir à ce but.

Les purgatifs étant ſeuls capables de donner la
fuite aux humeurs arrêtées, & de detruire les obſ-
tructions & mauvais levains qui occaſionnent les
maladies, il faut y avoir recours, & en compoſer
d'aſſés doux pour produire l'effet déſiré.

Mon Père qui a reconnu la néceſſité d'uſer
des purgatifs comme ſeuls capables d'opérer la
guériſon des maladies, s'eſt appliqué dans cette
recherche : il a découvert un purgatif qui ſans
pouvoir nuire produit l'effet déſiré. Parvenu
à cette connoiſſance, il en fit part au public, il
y a plus de quarante ans. Qui l'auroit crû, qu'au

moment que cette heureuse découverte avoit comblé son Auteur de gloire & d'éloges de toute part, le Sieur Thiery Médecin eut osé entreprendre de dire que ce remède, qui a été & sera à jamais utile à tous les hommes, étoit un poison ? Mais que dis-je ! on sera bien plus surpris de ce que pour soutenir cette fausseté, il ose avancer dans ses éclaircissemens du mois de Mai 1759. » Que le sublimé corrosif & le » verd-de-gris donnés à petite dose & à des » millions d'hommes, des centaines ne pour- » roient manquer de s'en trouver bien.

Qui ne voit la foiblesse & la ruse de l'argument ? Je croirois m'avilir d'y répondre ; mais on conviendra aisément que ce prétendu poison ayant guéri dans divers païs du monde les malades qui ont eu le bonheur d'en user, de toutes les maladies, même des plus invéterées pour lesquelles ils avoient employé inutilement les remèdes ordinaires de la Médecine, on doit continuer d'en prendre dans tous les cas de maladie, jusqu'à ce que par des nouvelles recherches on ait découvert d'autres remèdes aussi spécifiques.

Voilà le raisonnement, passons à l'expérience.

Les guérisons mentionnées dans les cent quatre vingt dix-sept Lettres insérées dans le Traité de mon Père imprimé en 1755., celles dont mention dans les cent Lettres qui terminent cette Brochure, & un nombre infini d'autres guérisons opérées par l'effet *d'un seul remède*, ne démontrent t'elles pas ce que je viens de prouver, que toutes les maladies ne procédent jamais du sang, mais bien des humeurs que ce remède a évacuées, & des obstructions & mauvais levains qu'il a détruit ? Ces mêmes guéri-

fons de maladies aiguës & chroniques fur des
fujets de tout âge, de tout état, de tout fexe,
de tout tempérament, habitants divers païs du
monde & atteints de différentes maladies, ne
démontrent-elles pas que le remède qui les a
opérées convient à tous les tempéramens, &
qu'il ne fçauroit nuire dans aucun cas de maladie ? Quel eft l'homme raifonnable qui voulut foutenir le contraire !

CONCLUSION.

Une expérience de foixante ans atteftée par
les Lettres renduës publiques, ne permet pas
de douter que les maladies, quoique différentes
par leurs effets & leur dénomination, dépendent
toutes d'une feule caufe.

La même expérience démontre qu'un feul
purgatif a détruit cette caufe générale des maladies dans tous les païs du monde fans diftinction d'âge ni de tempérament ; donc on doit
fans crainte ufer de ce remède dans tous les cas
de maladie, jufqu'à ce que par une expérience
auffi heureufe, on ait fait la découverte d'un
remède auffi fpécifique. Je voudrois de tout
mon cœur qu'on pût trouver mieux pour le
bien de l'humanité : je n'ai rien oublié depuis
vingt-ans que mon Père m'a confié la compofition de ce remède pour tacher de le porter
fous fes yeux à un plus haut point de perfection, mais mon travail a été infructueux ; je
n'ai rien trouvé qui pût en approcher, & ayant
fenti la néceffité de ne pas l'enfévelir avec moi,
j'ai dreffé plufieurs perfonnes qui fucceffivement, fuivant les déclarations que je leur ai données de ma main, feroient en état de me remplacer en tout genre.

Voilà ce que j'ai crû devoir expofer pour le

bien de l'humanité. Mon raisonnement n'est qu'une suite de l'expérience, c'est pourquoi je prie le Public de lire avec attention les Lettres imprimées dans le Traité de mon Père & dans cette Brochure. Je suis en état de produire, quand on voudra, les originaux contre ceux qui ne sçachant que répondre vis-à-vis l'expérience la plus certaine qui fût jamais, voudroient dire que toutes les Lettres sont controuvées. Qui ne pense que si on étoit assés imbecille pour faire parler nombre de personnes, elles ne fussent assés raisonnables pour s'inscrire en faux, & demander punition d'un tel procédé ?

Cette expérience doit convaincre de la nécessité qu'il y a de la rendre publique, surtout dans les Hôpitaux où les malades seroient guéris promptement & à peu de frais, étant hors de doute que les saignées qu'on leur fait, occasionnent la longueur des convalescences & les plus grands frais qui en sont inséparables. Je ne parle pas des qui-pro-quo qu'on évitera, & de tant d'autres avantages qu'on pourra retirer de ce raisonnement & de l'expérience qui en est la base.

Façon aisée d'user de la Poudre.

Sans repeter ici la manière de se servir de ce remède telle qu'elle est imprimée dans le Traité de 1755. & dans l'Instruction insérée dans chaque paquet de dix prises où l'on trouve le moyen de n'être pas trompé par ceux qui vendent des fausses Poudres, je me contenterai de dire d'après l'expérience que j'en ai dans ma famille, qu'on doit user de ce remède dans tous les cas de maladie sans distinction d'âge, de sexe, de tempérament, ni de climat.

N'importe qu'on le prenne en bolus ou délaié dans du vin, dans du caffé, du chocolat, du thé, du lait, du bouillon, ou tel autre liquide qu'on choisira au goût du malade ; pourvû qu'on l'avale à la dose prescrite pour chaque âge, il produira toûjours l'effet désiré.

Je ne dois pas laisser ignorer que mes enfans qui seroient morts sans le secours de ce remède, l'ont souvent pris dans la gélée d'abricot, de groseille, de pommes, de la viande achée, &c. Voici qui paroîtra extraordinaire. Mon second Fils travaillé de la teigne occasionnée par le lait trop épais de sa nourrice, n'en fut délivré qu'à la soixante sixiéme prise à l'âge de six-ans. Pour éviter les violences de ce petit enfant qui auroient pû nuire à son tempérament, je cherchai à le tromper de plusieurs façons. Je commençai à lui donner le remède mêlé avec beaucoup de sucre en forme de sirop dans le caffé. L'enfant se dégoûtant de ce liquide, j'eus recours au lait ; je le trompai ensuite dans différentes soupes. Enfin, ne voulant d'autre soupe que d'aricots entiers, je lui donnai la dose dans des aricots très-cuits, & c'est de cette façon que j'ai pû le tromper plusieurs fois & le conduire sans le violenter à une radicale guérison. Ces aricots dont j'attendois un contraste, ne produisirent aucun mauvais effet, le remède les évacuant avec les humeurs de la teigne. Cela m'a mis à même, en purgeant mes enfans, de leur permettre de manger un biscuit ou une soupe après avoir pris la Poudre, lorsque leur volonté guidée par leur appetit l'exige.

Cette expérience & plusieurs autres ne permettront pas de douter qu'il est égal de quelle façon qu'on prenne ce remède, & qu'il est

certain que fans pouvoir jamais nuire, il opérera une guérifon parfaite dans tous les cas
de poffibilité.

La dofe eft prefcrite pour chaque âge dans
l'Inftruction du 20. Novembre 1744. inférée
dans chaque paquet de dix prifes : mais comme on n'a pas toûjours des poids pour diminuer ou augmenter la dofe felon l'âge , ce
remède n'ayant rien de dangereux en lui , &
n'y ayant aucun rifque de donner quelques
grains de plus ou de moins , on donnera à
vûe d'œil , fçavoir :

Depuis la naiffance jufqu'à un an , un tiers
de la dofe.

Depuis trois ans jufqu'à huit , la moitié de
la dofe.

Depuis huit ans jufqu'à douze , les deux
tiers de la dofe.

Et depuis douze ans jufqu'à foixante , &
au de-là , la dofe entière.

Comme les tempéraments font plus ou
moins faciles à émouvoir , on aura foin de
diminuer ou d'augmenter la dofe prefcrite
pour chaque âge , felon le trop ou trop peu
d'effet qu'elle opérera.

Cette Poudre n'a rien de contraire au lait ,
ni à la faignée , ni à aucun des remèdes de
la Médecine.

Ceux qui ufent du lait doivent fe purger
tous les huit ou tous les quinze jours au plus
tard , pour évacuer le limon que cette nourriture entraîne prefque toûjours avec elle.

Ceux qui ont été faignés , doivent fe hâ-
ter de prendre ladite Poudre pour évacuer
les mauvais levains aufquels la faignée donne
un plus grand large & un plus grand empire.

Cette Poudre n'eft pas même contraire au

mercure ; mais l'on a obfervé que ceux qui ont ufé du mercure, guériffent plus difficilement de la vérole, que ceux qui n'en ont point ufé, ce qui a porté mon Père à croire que le mercure fixe affés fouvent dans les différentes parties du corps le virus vérolique, & en rend la guérifon plus difficile.

Je ne crois pas pouvoir cacher au Public que la diète fait mourir un grand nombre de perfonnes qui ne mourroient point, fi à leur réquifition on leur donnoit les alimens qui leur deviennent auffi utiles que les remèdes. Mais quelqu'un dira, *doit on donner à manger aux malades pendant la fièvre ?* Sans entrer dans des difcuffions de Médecine qui ne pourroient qu'ennuyer le Lecteur, & fans fortir des bornes que je me fuis prefcrites, je répondrai d'après l'expérience, qu'en évacuant par le purgatif les obftructions & mauvais levains qui occafionnent les maladies, on doit fournir aux malades les alimens néceffaires pour former un bon chile & des bonnes humeurs qui puiffent remplacer les mauvaifes. C'eft de cette bonne nourriture que dépend le prompt rétabliffement du malade.

On craint déjà de fe tromper en donnant à manger aux malades qui ont peu ou beaucoup de fièvre.

Qu'on fe raffure : l'expérience m'a démontré que ceux à qui les alimens pourroient nuire, n'en fçauroient prendre, quelque chofe qu'on fît, & que fans avoir égard au pous du malade, on doit lui offrir à manger des foupes & des alimens de facile digeftion. S'il en mange fans peine, c'eft une preuve que l'eftomac le demande ; il doit alors en manger felon fon appetit fans trop le fatisfaire.

Je dis donc qu'au lieu de tenir les malades dans des diètes outrées qui épuisent leurs forces & leur tempérament, il faut, sans craindre de se tromper, leur donner en les purgeant, des soupes & des bons alimens toutes les fois qu'ils en pourront manger.

Par l'expérience qui s'est passée dans ma famille, on comprendra aisément qu'à défaut de bouillon gras, & à l'égard des malades qui ont du rebut pour ce liquide, on peut substituer une crême de ris, une écuelle de lait, un bouillon de pois chiches, de pois, &c. au goût du malade.

Il s'enfuit que quoique les alimens de facile digestion soient préférables à tous autres ; ceux qui ne pourront en user par dégoût, ou par défaut de faculté, pourront avec ce remède se servir de leurs alimens ordinaires, sans avoir égard à la qualité dont le malade usera en petite quantité si elle est mauvaise & de difficile digestion : je dis même qu'il pourra continuer d'en user, s'il ne s'en trouve pas incommodé & s'il continue de les préferer aux bons alimens. Le vin même, le cidre & autres boissons ordinaires pris modérément & autant que le goût l'appéte, ne sçauroient nuire.

Cette méthode aussi simple qu'assurée sera pour tous ceux qui l'adopteront *la vraie Médecine universelle*, puisque sans nul régime particulier & avec un seul remède, ils guériront de leurs maladies dans tous les cas de possibilité.

L'expérience ne sera pas difficile à faire ; l'on verra que je n'avance que ce qu'elle m'a démontré, & on sera rédevable au Dieu des lumières de celles qu'il a bien voulû me donner pour prolonger la vie des hommes jusqu'à l'âge le plus avancé.

TRAITÉ
SUR LA CERTITUDE
DU SYSTEME
ET DE LA POUDRE
DE MESSIRE
JEAN AILHAUD,
DÉMONTRÉ

Par Principe, Objet, Conviction du dévéloppement mécanique de ses opérations.

PAR

Le R. P. FELIX ancien Prieur des Augustins Réformés du Couvent Royal, près la Place des Victoires à Paris.

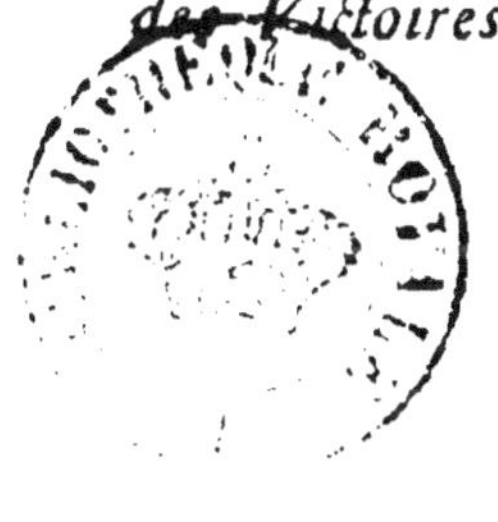

A CARPENTRAS,

Chez DOMINIQUE-GASPARD QUENIN,
Imprimeur-Libraire.

M. DCC. LX.
Avec Permission des Supérieurs.

A Meſſire JEAN - GASPARD AILHAUD
Conſeiller Sécrétaire du Roi , Baron
de Caſtelet , Seigneur de Vitrolles & de
Montjuſtin , & Docteur en Médecine
de la Faculté d'Aix en Provence.

MONSIEUR,

JE vous conſacre avec plaiſir , & je vous dédie
avec joïe mon travail ou Traité ſur le ſyſtéme
de la Poudre purgative : ouvrage de méditation
profonde , uniquement entrepris pour l'utilité du
Public à qui j'ai voué mes ſervices juſqu'à la mort.

Que je ſuis fortuné d'avoir pû y réuſſir par
ma ſeule expérience ſur tous les événemens qui
me ſont arrivés , comme ſur tout ce que j'ai ob-
ſervé dans les autres depuis ſeize ans que j'en
fais uſage ! Vos lettres particulières n'ont pas
peu contribué à me la donner , à la cimenter ,
même à la perfectionner. Dieu auteur de tout
don parfait a béni mon zéle , ma charité , mes
ſoins : les opérations déſintéreſſées de ma part
ont réuſſi au mieux , quand docile on y a répondu. Je me rappelle ici ſenſiblement , Monſieur ,
avec quelle ſatisfaction Meſſire JEAN AILHAUD
votre digne Père fit imprimer , par le conſeil de ſes
amis , l'Epitre dédicatoire du premier de mes
cinq Volumes ſur la guériſon radicale de mes anciens maux de jambes à la fin de 1744. il ne
s'en repentit pas.

Reçûe du Public , j'oſe le dire , avec applau-
diſſement , ſa Poudre purgative eut un ſuccès
plus rapide par les ſalutaires effets qu'elle opéra
ſur les maladies alors courantes dans tous les
âges , les ſexes , les tempéramens : chacun vou-
lût en uſer malgré les vives clameurs des gens in-
téreſſés à la décrier , juſqu'au moment où un

Docteur Regent de la Faculté de Médecine de Paris, crût avoir trouvé l'occasion, qu'il saisit au commencement du mois de Janvier 1758. de la proscrire comme un poison, sans connoissance de cause, ni formalités préalables, & même de son autorité privée.

Quel procédé ! quel outrage ! quel emportement contre un Docteur vénérable vieillard qu'il n'a jamais connu ! Or, pour soûtenir par réconnoissance la mémoire, la capacité, la réputation de ce Salomon de notre siécle, & pour l'honneur de son excellent remède qui m'a guéri, j'ai composé le Traité que je vous offre solemnellement, à l'effet d'étendre votre nom. Un de mes amis en fut la cause : vous en disposerés comme il vous plaira, heureux serai-je de pouvoir contribuer (annonçant la vérité pure à l'univers) à le rendre encor plus grand, plus célébre, plus respectable après sa mort, que par sa vie consacree au secours de l'humanité.

Je ne vous en dis pas davantage : assés intelligent pour y parvenir, vous n'ignorez pas, Monsieur, comment il faut s'y prendre : cela me suffit pour vous convaincre que je vous offre ce que j'ai de plus précieux, l'hommage de la vigueur de mon esprit, la certitude de la réconnoissance de mon cœur, la preuve de la santé de mon corps par la Poudre purgative, & tous les sentimens d'estime avec lesquels j'ai coutume d'être avec amitié,

MONSIEUR,

Votre très-humble, & très obéissant serviteur.

F. FELIX. ancien Prieur des Augustins réformés du Couvent Royal, près la Place des Victoires.

TRAITÉ

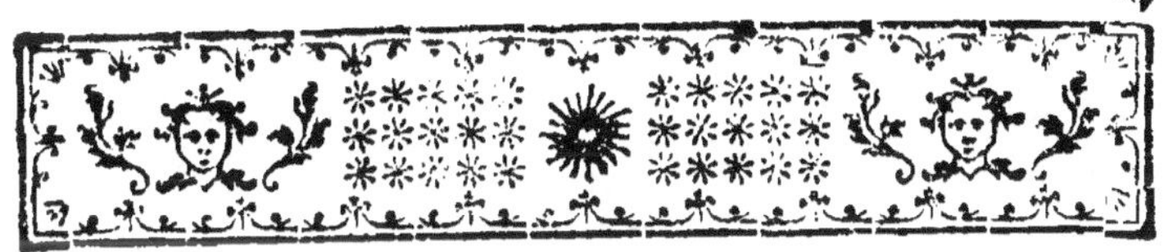

TRAITÉ

SUR LA CERTITUDE DU SYSTÉME

ET POUDRE PURGATIVE

DE MESSIRE JEAN AILHAUD.

C E remède n'est point contre la mort, mais il est contre la maladie pour la santé. Un particulier se souvient parfaitement que le R. P. *Berthier* Jesuite , dans le Journal de Trévoux dont il est Auteur, y parla, il y a quelques années, * du Traité de l'origine des maladies , & du Recueil des guérisons opérées par la Poudre de ce Médecin : c'est l'unique Journal où il soit fait mention de lui & de son remède jusqu'au mois de Mai 1758.

Le sçavant M. *Thiery* Docteur Regent de la Faculté de Médecine de Paris inséra dans son Journal, & dans le Mercure du même mois, une observation outrée contre ce remède qu'il proscrivit comme un *poison* sans autre formalité : observation mêlée de contradictions évidentes , même d'injures atroces contre Mr. *Ailhaud* : observation d'autant plus frappante pour ses *partisans* , qu'il s'est astreint à un rigoureux silence vis-à-vis le Médecin qui l'attaque.

Mr. de *Ruffy* , Lieutenant Colonel du Corps

* *Février* 1752. *pag.* 333.

Royal de l'Artillerie Bataillon *de Chabrié*, également piqué du modeste silence de Mr. *Ailhaud* & outré du procédé violent de Mr. *Thiery*, écrivit le 10. Juillet 1758. de Valenciennes à M. de *Marmontel* Auteur du Mercure, à l'effet d'y inférer sa Lettre dans le prochain. Chose étonnante! Elle ne fût imprimée que dans le second Volume d'Octobre suivant; on en sent la raison qu'on ne veut pas approfondir.

Mr. *de Ruffy* se déclare hautement contre M. *Thiery*. Cette déclaration fondée sur preuves tirées du fond du remède rassura la plupart des partisans de la Poudre purgative; mais d'autres plus intimidés, plus ébranlés, plus inquiets, chercherent à s'instruire plus à fond par des vrais amis désintéressés qui en font un usage favorable depuis long-tems.

La cause, en cet état où il s'agit d'un remède convenable pour la conservation non-seulement de la santé, mais encore de la vie des hommes; remède expérimenté depuis soixante ans qu'il est en vigueur, ne peut être trop attentivement discutée, cette discussion sera très-utile au Public à qui on laisse pleine liberté de juger selon sa propre *expérience*. L'unique récompense qu'on se propose, est de préserver l'humanité de tout facheux accident par son secours, & d'y remédier s'il arrive.

Celui qui paroît ici entrer en lice est un homme d'esprit & d'honneur connu pour tel dans toute l'Europe. Celui qui lui répond est un simple particulier d'un caractère respectable, connu de tout Paris, muni *d'une expérience* acquise par lui-même, & constatée par des *faits* évidens.

Le premier surpris, allarmé, frappé par la lecture du Mercure de Mai 1758. vint de sa

Terre confulter les *Médecins* de Paris. Tous lui dirent unanimement, qu'à la vérité la Poudre purgative de Mr. *Ailhaud* pourroit bien à la longue attaquer, détruire la *Pléthore*, & produire une *Apoplexie fanguine* qu'il craint.

Quelle étonnante décifion pour raffurer un efprit allarmé, troublé, frappé ! Quoique lui dit fon ami pour lui perfuader le contraire, il fût encore plus inquiet ; il alla s'imaginer, non le dire des Médecins, mais que la Poudre *laiffant la partie rouge du fang dans toute fa plénitude, pourroit amaffer peu à peu affés de cette partie rouge pour former une Apoplexie fanguine :* ainfi s'en expliqua t'il à fon ami lui difant : *excufés le défordre de ma téte.*

Cet ami charitable, éclairé, plein *d'expérience* lui répondit : *votre état m'afflige infiniment : je vous croyois plus ferme, plus refolu : mon fincère attachement me détermina hier, fur le dire de votre laquais, à relire votre fubite & inopinée Lettre, où je vois votre téte fortement travaillée : cela eft fi vrai, que vous m'en demandés excufe ; je vous pardonne.*

Mais quel lutin vous tourmente pour vous forcer de croire que la Poudre de Mr. *Ailhaud,* confervatrice de la *Pléthore*, laiffant la partie rouge du *fang* dans toute fa plénitude, pourroit amaffer peu à peu affés de cette partie rouge pour former une *Apoplexie fanguine.* Vous voilà aux champs, n'eft-ce pas vous imaginer un monftre pour avoir, ou la peine de le combattre, ou l'affront d'en être terraffé ? Vous allez en convenir fur ce que je vais vous dire pour vous détromper par ma feule *expérience* comme votre ami & ami de cœur.

Quelque prodigieux que pût être cet amas chimériquement fuppofé de la partie rouge du

fang, il ne pourroit jamais produire *l'Apoplexie fanguine*, parce qu'il n'y en a point à craindre de la part du *fang*, tant qu'il eft pur,
fain, incorruptible en foi. Comme il eft la
plus legère des humeurs, il fort ordinairement
le premier des *yeux*, des *oreilles*, du *nez*, & de
toute autre part ; il ne fort pas de lui-même,
mais contraint par les autres *humeurs* qui arrêtent fa libre *circulation*, & le forcent à la fuite.
Or la Poudre purgative par fa benigne *activité*,
le dépouillant de tout ce qui lui eft hétérogêne,
le rétablit en entier fans aucune facheufe fuite
dans fa naturelle confiftance, fouvent altérée
par les anciennes *obftructions*, mauvais *levains*
&c. qui le delféchent, l'appauvrilfent, le gonflent &c. par un vice naturel, intérieur, imprévû
qui interrompt fa libre *circulation* & le contraint à la fuite. Il faut en convenir ou fe refufer à l'*évidence*.

Pour lors le *fang* gonflé, &c. par ce vice naturel, inconnu, devient lui-même *humeur* très
fluide, très legère, qui annonce *Apoplexie humo-
rale* dans le fond, & non *fanguine* dans le fait,
parce qu'elle n'exifte que dans le *préjugé* poifon
de l'efprit. Donc ce font toûjours les *humeurs*
qui caufent les maladies, & jamais le *fang*
quoiqu'il paroifle le premier.

De-là engourdilfement, affailfement, tumeur,
dépôt, bouton, abcès, puftules, accablement,
tremblement, vapeur, foiblefle du genre ner-
veux dans tout le corps, &c. parce que le *fang*
poulfé, foulevé, chaflé, s'eft évadé avec trop
de précipitation. Etat d'où l'on ne peut fe tirer
par la *faignée* qui affoiblit encore plus le fujet
déjà trop épuifé de *fang* dont l'éruption fe
nomme improprement *Apoplexie fanguine* :
mais état d'où l'on peut revenir par les *purga-*

tions réitérées avec la Poudre purgative qui, par sa douce activité, enleve les *obstructions*, les mauvais *levains*, les *humeurs* recuites, durcies, pétrifiées, comme on le peut aussi par les *alimens* de facile digestion, ordonnés pour subtituer sans cesse un nouveau *chile* à ces anciennes *humeurs* évacuées.

D'ailleurs si la Poudre purgative, à la longue, attaquant le *sang* détruisoit la *Pléthore*, comment pourroit-elle à la longue, avec quarante ou cinquante doses successivement avalées, changer les *fleurs blanches en rouges* dans les filles & les femmes qui en sont attaquées. C'est un Phénomene facile à expliquer par *l'expérience* de nos jours, sous nos yeux, à leur satisfaction, dès qu'on sera convaincu qu'elle attaque toûjours les *humeurs* pécantes, & jamais le *sang*, ni les bonnes *humeurs*.

Retenez ces principes conséquens : rassurez-vous sur ce que je vous dis en conscience & en honneur : n'écoutez pas les faux discours des gens intéressés unanimement à séduire : vous connoissez la Poudre, vous en usez depuis long tems avec un succès favorable : je n'ai d'autre intérêt que la conservation de votre santé dont vous jouissez par elle : vous avez confiance à mes discours, à mon *expérience* ; que risquez-vous de suivre la même route que vous avez tenue jusqu'à présent ? mais que ne risquez-vous pas de vous livrer à la *séduction* ? vous êtes libre enfin de la cesser ou de la continuer : si la confiance vous manque pour elle, en serons-nous moins bons amis ; cela dépendra uniquement de vous.

Voici la réponse de l'ami frappé : *le système que vous établissez est précisément le même que donne Mr. Ailhaud pour principe dans son li-*

vre ; mais vous me permettrez de vous dire
qu'il y a loin de ce qu'on appelle *systême à
une démonstration en forme* : l'opinion de la Faculté au contraire semble une preuve qu'on
peut réclamer contre, sans se refuser à ce que
vous appellez *évidence* : cependant je vous prie
de vous tranquillifer sur mon état : je continuerai ma Poudre d'*Ailhaud*, & peut-être pour
satisfaire mon imagination, ferai-je diète par-
ci par-là.

L'ami expérimenté satisfait répondit : *vous
me consolez infiniment, vous exigez de moi
une démonstration en forme pour rassurer votre
imagination ébranlée par les captieux discours de
la Faculté : je vais de mon mieux tacher de
remplir vos idées. Il me sera facile d'y parvenir
vû ma longue expérience. Summus scientiarum
artiumque magister*, dit Hypocrate, *experientia*.

DÉMONSTRATION

*Du systême & de la Poudre purgative de Messire
JEAN AILHAUD.*

UN systême simple, établi sur principe &
objets vrais, lumineux, frappans, n'est
pas si difficile à soutenir, à prouver, à démontrer que vous l'imaginez.

Premier Principe & Objet. Les maladies procédent toutes d'une cause unique : or cette cause unique réside quelque part ; il faut donc la
chercher, & trouver sa résidence dans le corps
humain qui en est attaqué.

Second Principe & Objet. Un remède unique
suffit seul pour guérir une unique cause de toutes
les maladies : or la cause unique ou première
de toutes les maladies réside dans les *obstructions,*

les mauvais *levains*, en un mot, les *humeurs* qui gonflent & enveloppent le *sang*, & jamais dans le *sang* toujours pur en soi, & tel que le Créateur le forma dans le premier homme.

Tel est le *systême* de Mr. *Ailhaud* d'heureuse mémoire. *Systême* qu'un particulier adopta, sans hésiter, à ses risque, péril & fortune, après cinquante-huit ans de maladie habituelle, déclarée incurable par les remèdes de la *Faculté* de Paris.

Quelques Dames lui communiquèrent en 1743. le Traité de Mr. *Ailhaud* : il le lut, & le relut trois fois ; il le goûta, il s'y soumît pour en avoir la *démonstration* : le succès la lui fournit : en dix-huit mois il fut guéri radicalement à la fin de 1744. sous les yeux de tout Paris par quatre-vingt-dix prises sans aucun retour de douleur dans ses *jambes* depuis ce tems-là.

Ce *systême* une fois établi, Mr. *Ailhaud* chercha cet unique remède destructeur de toutes les maladies : il le trouva dans l'élite des *simples* qui sont à la connoissance de l'homme. Quelle découverte ! mais quel travail pour le discernement dans la composition !

Il nomma cette composition *Poudre purgative*, dont le principal objet est de purifier le *sang* de tout ce qui lui est hétérogène. Quel bonheur de réussir dans la juste distribution des doses pour chaque *âge*, autre travail immense pour ne pas dire incompréhensible.

Il réussit également sur tous les *tempéramens* foibles ou robustes, gras ou maigres, sur tous les *sexes* & complexions, dans tous les cas de possibilité, même dans tous les *climats* où elle fut portée, mise en œuvre. Quel succès ! mais quelle inhumanité de s'élever contre, & de la proscrire comme un *poison* !

Par fon ufage, ou fimple, ou réïteré, le *fang* rétabli dans un jufte *équilibre* avec les *humeurs*, dans fa *pureté* naturelle, fa fluide *confiftence*, fa libre *circulation*, chacun s'y livra de l'un à l'autre, fans y être invité ni par affiches ni par billets, & fut pleinement fatisfait.

C'eft ce qu'il faut démontrer clairement pour vous convaincre parfaitement : or comment y parvenir ? Par l'*expérience* conftatée, qui, felon *Hypocrate*, eft le plus grand de tous les Maîtres. Où la trouver ? dans la pratique certaine des *dofes* & du *régime*. Mais qui nous la fournira ? un nombre infini d'honorables Lettres triées fur des milliers, imprimées avec nom & furnom des perfonnes, des Villes, des Provinces, dans les différens recueils de Mr. *Ailhaud* qui annonce je ne fçai combien de diverfes maladies guéries par l'ufage de fon remède : j'en fuppofe quatre ou cinq cens encore, n'eft-ce que la moindre partie ? Peut-être n'eft-ce pas la cent milliéme dans l'univers où il a percé, pénétré, même aux Indes ? Car il eft plus aifé d'écrire un certificat ordinairement extorqué, fouvent mandié, que de compofer à loifir une Lettre de remercîment, qui toûjours part d'un cœur généreux, fenfible, reconnoiffant, rare dans le fiécle où l'on vit : *Rara avis in terris alboque fimillima corvo.*

Ma *démonftration* vous paroît-elle en forme ? eft-elle évidente, certaine, invincible, établie fur la vérité ? Je fuis guéri, veux-je faire une dupe ? Non. Mais je veux guérir votre imagination, & je me crois fondé à parler vrai. Trouvez-vous qu'il y ait fi loin de ce qu'on appelle *fyftéme* fondé fur *Principe & Objet* vrais, lumineux, frappans, à une *démonftration* jufte, claire, décifive par l'*expérience* ? Suis-je par-

venu à ce point d'*évidence* si apréciable ? Je
vous en conftitue l'arbitre : je ne réclamerai
point contre votre jugement.

Mais, me dites-vous, *l'opinion de la Faculté
au contraire femble une preuve qu'on peut réclamer contre, fans fe refufer à ce que vous appellez
évidence :* c'eft donc ainfi que vous penfez.

Pour moi, fauf refpect, je penfe contradictoirement à vous : ainfi, loin de me livrer à
l'*opinion* de la Faculté que je refpecte à caufe
de fes rares talens, je me livre à l'*évidence* clairement démontrée. Qu'elle établiffe donc, tant
qu'il lui plaira, fon *opinion* chimériquement
propofée, on s'y rendra fi l'on veut, par complaifance pour elle ou par antipatie contre Mr.
Ailhaud, cela m'eft indifférent, mais dans le
fond, ce n'eft qu'une *opinion* qui vous femble
une *preuve* qu'on peut fe refufer à ce que j'appelle *évidence* de fait. Or livrez-vous, fi vous
voulez, à l'*opinion* de la Faculté au contraire
qui vous femble une *preuve* qu'on peut réclamer contre ce que je vous expofe d'évident,
de palpable, d'expérimenté ; je n'entens point
ce langage équivoque, captieux, non recceva-
ble, furtout quant aux *fleurs blanches changées
en rouges* dans le fexe, quant aux hémorragies,
aux efquinancies &c. pour la même raifon.

Livrez-vous encore une fois à la *réclamation*
de la Faculté infiniment refpectable : c'eft une
fimple *opinion* qui vous femble une *preuve*
qu'on peut réclamer contre ce que je vous dis
d'évident, fans fe refufer à ce que j'appelle
évidence ; j'y confens, parce que vous le voulez, ce font vos affaires. Mais fentez-vous
quelle différence il y a entre une *opinion* &
une preuve ! entre l'*évidence* admife du public
inftruit comme vous par fa propre *expérience*

& une *opinion* arbitraire, unanime même fi
vous voulez, d'un corps même très refpecté
qui ne voudroit pas fe rendre à l'*expérience* qui
eft le plus grand de tous les maîtres, *fcientia-
rum artiumque fummus magifter experientia.*

Quant à moi je me livre à l'*évidence* même
appuyée de *faits* férieux, folides, notoires,
que je connois, que j'ai vûs, que j'ai éprou-
vés. Je détefte tout ce qui s'appelle *opinion*,
pure chimere, illufion manifeftement lâchée
pour en impofer au vulgaire : il ignore ces
grands termes qui le captivent & l'empêchent
de fe rendre à l'*évidence* de fait qu'on prend
un foin redoublé de lui cacher à fon détriment.

Cependant je m'apperçois que vous avez
démêlé le vrai du faux, & je fens, que revenu
de vos naiffans préjugés, votre fentiment intérieur eft conforme au mien. *Je vous prie,*
me dites-vous, *de vous tranquillifer fur mon état :
je continuerai ma Poudre d'*Ailhaud*, & pour
fatisfaire mon imagination, peut-être ferai-je
dière par-ci par-là.*

Sur quoi fût répondu libre ou de ceffer ou de
continuer la Poudre de Mr. *Ailhaud* ; ne vous
avifez pas de fuivre *l'opinion* de la Faculté,
rien de fi conjectural, dangereux : elle ôte
le fang, & ordonne la *dière* : rien de fi pernicieux, mortel qui détruife plus les forces humai-
nes. Or fi vous continuez la Poudre, elle exige
fans ceffe une *nourriture* de facile digeftion.
Experto crede felici. Ce que vous avez à obfer-
ver ftrictement fans dière, c'eft de ne dormir &
de ne boire ni *vin* ni *liqueur* dans l'après midi ; rien de fi nuifible à la fanté : je ne fuis point
le Médecin de la *dière* rigoureufe : mais je fuis
ami de la fobriété tutrice de l'embonpoint. *Ne
quid nimis.*

Que diroit de nos jours , s'il vivoit,le célébre *Pilhearn* Médecin Ecoſſois ? quel tréſor ſi de ſon tems , il eût trouvé un ſemblable remède ! curieux du vrai , il l'eût ſaiſi avec joïe pour parvenir à ſon but d'établir la Médecine , une *ſcience* certaine , ou tout au moins un *Art* poſſible , parce qu'il eût eu *principe & objet* , vrais , lumineux , frappans , qu'il ne trouvoit pas dans ſes pénibles recherches , *principe & objet* qui de conjecturale qu'elle eſt encore aujourd'hui , comme *l'expérience* de tous les ſiécles paſſés l'a démontré,l'euſſent rendue une véritable *ſcience* ou un *Art* certain : encore eût-il fallu que les différentes *Facultés* l'euſſent adoptée & euſſent reſolu depuis quarante ans au moins d'en étudier la *pratique* pour en avoir *l'expérience*: ils fuſſent devenus (Meſſieurs les Médecins) utiles & même très néceſſaires au Public pour en diriger les *opérations* , ils n'y euſſent pas perdu.

Or ſi par le *ſyſtême* de Mr. *Ailhaud* & par leur concours unanime ou particulier , on pouvoit arriver à ce point pour prévenir les *malfaçons* , les *indiſcretions* , *imprudences* inſéparables de l'humanité , il ſera plus heureux que l'illuſtre *Pilhearn*; ſon bonheur ſera d'avoir trouvé la Médecine Univerſelle à peu de frais. Profitons-en vous & moi , ſans *fatigue* des ſaignées, ſans *horreur* des médecines , ſans *langueur* des *convaleſcences*.

Ce que nous avons éprouvé juſqu'à préſent des effets vivifians , ſalutaires , ſanatifs de la Poudre purgative de Mr. *Ailhaud* contre les divers *accidens* qui nous ſont arrivés , ne nous laiſſe aucun doute ſur ſa *bonté* , ſa *douceur* , ſon *étendue* contre toutes les maladies. Votre *expérience* eſt égale à la mienne , ſur-tout dans le pauvre domeſtique à qui par pure charité ,

vous en fournites cinquante prises successivement avalées ; elles le guérirent radicalement
d'une goute-sciatique qui lui avoit racourci la
jambe de deux doigts , je ne vous en dis pas davantage.

Trop heureux de vous avoir donné la démonstration en forme , je vais vous conduire
à la *conviction* par le développement de la mécanique de ce remède , persuadé que vous ne
l'abandonnerez pas jusqu'à la mort dont il ne
pourra nous préserver. *Contra vim mortis non
est medicamen in hortis* , parce qu'il ne guérit
que dans les seuls cas de possibilité comme tous
les autres remèdes. Peut-on exiger rien de
plus ! ce seroit lui demander l'impossibilité. Qui
jamais osera le tenter ? la vie la plus longue
s'est toujours terminée à la mort.

CONVICTION

*Du système & de la Poudre purgative de Messire
JEAN AILHAUD par le développement mécanique de ses opérations.*

COmment Mrs. les Médecins consultés
osent-ils assurer que la Poudre purgative
de Mr. *Ailhaud* attaque & détruit la *Pléthore* en
desséchant le *sang* , comme ils ne cessent de le
publier parmi les gens riches pour les intimi-
der , leur en inspirer l'éloignement & la haine.

On sçait , à n'en point douter , que ni eux
ni les plus habiles Apoticaires du Royaume,
même du monde entier, n'ont pû jusqu'à présent parvenir à la décomposer , encore moins
découvrir de quoi elle est composée : ils parlent donc sans connoissance de cause ; leurs raisonnemens sont donc pure chimere , & fausse
conjecture.

Comment donc enfin peuvent-ils affirmer presqu'unanimement ce qu'ils débitent si hardiment devant les Grands qui les regardent comme des oracles plus certains que ceux ou d'*Éphéfe* ou de *Calcas* ? la preuve en est claire.

Pour agir avec certitude, n'auroient-ils pas dû, par précaution purement humaine, ou confulter ceux qui en ufent depuis feize, vingt, trente ans, ou l'étudier eux-mêmes, foit féparément, foit de concert entre-eux pour en avoir l'expérience !

Elle les eût convaincus, que les *guérifons* citées font naturellement poffibles : donc elles font évidemment croïables, fur-tout, accompagnées de circonftances qui en démontrent l'actuelle *réalité* : donc leur *certitude* atteint le fuprême dégré de l'évidence permanente. On en voit le commencement, le progrès, la fin : donc les *maladies* étoient conftantes, réelles, & non chimériques ou illufoires.

On ne prétend pas ici faire illufion, ni en impofer à l'univers endormi : les yeux des *jaloux*, des *intéreffés*, des *antagoniftes* font ouverts contre la Poudre qui ne craint pas le grand jour.

Les *garants* de Mr. *Ailhaud* font une foule de témoins, *Princes*, *Ambaffadeurs*, *Miniftres*, *Militaires*, *Eccléfiaftiques*, *Réligieux*, *Chirurgiens*, *Apoticaires*, & gens d'honneur de tout état qui, guéris, en parlent pour en avoir éprouvé les effets falutaires.

Tous gens refpectables de tout fexe & païs, ils les écrivent, les fignent & les envoyent par leurs honorables Lettres de remercîment à Mr. *Ailhaud* à qui ils laiffent pleine liberté de les faire imprimer.

Leur caractère de probité peut-il les rendre

suspects de *menfonge*, de *fourberie*, de *com-plot*, pour accréditer fon *fyftéme*; non fans doute, mais appuïé fur la vérité, la fincerité, la candeur, il dépofera en fa faveur.

Ofera-t'on dire, que ce font des *récits fabuleux*, des impoftures groffières, des *écritures* controuvées pour donner plus de cours à fon remède ? Une autre foule de témoins ou leurs parens & amis, ou leurs voifins & compatriotes, jointe à la premiere, affirmera même fous la foi du ferment, avoir vû tels & tels malades abandonnés des Médecins, mais guéris par la Poudre qui leur a rendu la vie, la fanté, ce que les remèdes ordinaires de la Médecine pendant long tems avec une infinie dépenfe n'avoient pû opérer ; & la bouche à cent voix déjà entendue dans l'Univers pour publier fes prodiges, ne redoublera-t'elle pas fes cris lamentables, fi le malheur arrive au Public de la voir profcrite à fon détriment par la *prévention* & le crédit des gens intéreffés à la décrier ?

Suffit-il enfin, pour détruire la *vérité*, la *force* & *l'évidence* de telles *preuves* fi autentiquement conftatées, de nier fans pudeur comme fans ombre de raifon, des *faits* certains évidemment prouvés, des *faits* qu'on ne veut pas connoître, encore moins fe donner, ni la peine de lire, ni le loifir d'approfondir ? Mr. *Thiery* évite cet embarras, fe tire de ce labyrinthe, coupe le nœud gordien en profcrivant la Poudre comme un *poifon*. Selon lui la queftion eft décidée ; mais il ne fe fouvient pas d'avoir dit le contraire dans fa Lettre au R. P. Felix du 2. Octobre 1758. on la trouvera jointe ci après.

Si Meffieurs les Médecins plus tranquilles

avoient voulu avoir cette bonté d'ame, de lire & d'approfondir ces honorables Lettres en faveur du Public guéri, & de la Poudre guérissante, ils eussent réconnu la *verité*, la *certitude*, la *réalité*, l'évidence des *guérisons* opérées, & la *possibilité* de guérir toutes les autres *maladies* : Mr. *Thiery* lui-même, en s'informant, eut aussi appris que changeant dans le sexe les *fleurs blanches* en *rouges* &c. la Poudre purgative, loin d'attaquer la *Plêthore*, de la dessécher, de la détruire, lui est très favorable & très homogêne. Quel frein pour arrêter ses déclamations injurieuses !

Ce que je vais dire ici est l'ouvrage d'un homme impartial, judicieux, prudent, expérimenté qui ne cherche pas la fortune : ouvrage d'une attention sérieuse & réflechie sur le simple mécanisme de ce remède. Aussi l'exige-t-il du Lecteur pour être instruit ? il la faut même plus que pour la *métaphysique* & l'*algebre*.

En effet, plus on réflechit sur la simple façon d'agir connue du Public depuis plus de cinquante ans sous les yeux de la Faculté silentieuse à ce sujet, plus on découvre que toutes ses *opérations* sont aussi variées pour la forme que la multiplicité des *végétaux* qui le composent est numerale, diverse, spécifique dans le fond ; plus on comprend, que pour déraciner, enlever, guérir nombre de *maladies* aiguës, croniques, malignes dont le corps humain est susceptible, plus il faut que chaque *particule, miète, brin, atome* (outre les sels féconds, vivifians, sanatifs qui lui sont propres) contienne aussi des *trachées*, des *fibres*, des *vesicules* qui soient comme autant de *cellules d'étuis*, de réservoirs destinés à préparer, à humecter, à délayer, à filtrer, à laisser écouler des *sucs* nourriciers, anodins, fortifians, balfamics d'une petiteffe extrême.

Oüi, plus l'attention eft grave, plus on conçoit que ces mêmes *végétaux*, différens les uns des autres, introduits enfemble dans le corps du *malade*, dont les parties joüiffent actuellement des *reffort*s, des *ligamens*, des *fibres*, des *tendons*, des *principes* effentiels de la vie, s'uniffent, s'accordent & y foient reçus comme autant *d'éponges* très fines, très déliées, très délicates, & en même tems que toutes leurs *ouvertures*, *iffues*, *recipiens*, *pores*, *écouloirs* s'y trouvent proportionnés à *l'extrême petiteffe* de divers *acides* mordicans, malins, falés, corrofifs qui en dérangent, altérent, dévorent, ou gonflent peu à peu les parties les plus faines, les plus robuftes, les plus vivantes. N'eft-ce pas ce qui arrive d'ordinaire dans les maladies les plus communes ? elles conduifent à la mort, fans qu'on y penfe, le meilleur, le plus robufte tempérament attaqué *d'humeurs froides*, de *teignes*, de *chancre*, de *fkirrhe*, *d'hydropifie*, de *paralyfie*, &c.

Enfin, pour la perfection de cette précieufe *mécanique*, ouvrage fingulier de la pure réflexion, plus on approfondit que ces mêmes *acides* attirés dans ces *éponges* affez ouvertes pour les recevoir & affez ferrées pour les retenir, plus on eft furpris comment ils deviennent affez lourds & affez péfans pour fe précipiter enfemble. On pourroit le demander à la *Faculté* comme un phénomene de fa compétence, mais d'ici à fa décifion je vais abfolument conclure pour l'inftruction du Public.

1°. Que les *éponges* & les acides, congregés, réunis dans un même *reservoir*, y acquierent un poids fuffifant, comme pure matière détachée, pour s'évacuer aifément par les *canaux* naturels les plus proches de leur fuite.

2°. Que les *obftruftions* ou adhérentes, ou deffécheés, ou endurcies s'humeftent, s'amolliffent, fe détachent, imbibées peu à peu par les *boiffons* fouvent réitérées pour s'évader fans effort.

3°. Que les mauvais *levains*, boueux, invétérés, épais, puans par leur *vetufté*, fe délayent, fe dilatent, fe filtrent, s'éclairciffent infenfiblement pour s'échapper fans précipitation.

4°. Que les *mufcles*, les *tendons*, les *glandes*, les *cartilages*, &c. retrouvent imperceptiblement leurs efprits fans peine & fans travail.

5°. Que les *chairs* nétoyées jufqu'au fond, même les *os* purifiés jufques dans la *moële*, fe prêtent aufli fans gêne, fans contrainte au fervice journalier, foit interne, foit externe, du *cerveau*, des *yeux*, des *oreilles*, du *nez*, du *poulmon*, de la *poitrine*, de l'*eftomac*, des *vifcères*, &c. même des *reins*, de la *veffie*, des *proftrates*, lefquels reprennent doucement, tous & chacuns, leur mouvement, leur vigueur, leur action.

6°. Que dire ici des différens *refforts*, *fibres*, *artères*, *articles*, *ligamens*, &c. établis pour les divers ufages de la vie humaine. Tous font attaqués avec douceur par la Poudre. De roides, rétifs, gonflés, indolens, devenus fouples, agiles, flexibles, déliés, ils retrouvent tranquillement leur jeu, leur organifation, leur élafticité.

7°. Les *liqueurs* ou *fluides* également épurés, rarefiés, distribués dans les *vaisseaux capilaires*, même les plus fins de la *tête*, & dans les *tubercules* du *poulmon* comme dans les *cavités* du *foye* & les vuides de la rate.

8°. La *bile* comme la *goute* cruels & rédoutables ennemis de l'humanité sans cesse prêts à l'excursion par leur fluidité brutale.

9°. Même la *pituite* intarissable source d'infirmité par son hideuse *épaisseur*, tous ces *tirans* implacables ne prédominent plus le *sang*.

Cet éminent souverain que le Créateur a établi Prince dominant de la santé comme de la vie humaine, alors délivré de tout ce qui lui est hétérogène, devenu plus leger, plus pur, plus absolu, semblable à un majestueux *fleuve*, reprend son cours naturel sans obstacle dans toutes les parties, même les plus éloignées de son vaste empire, dans lequel tout est soumis par l'extinction entiere des *révoltés* de la rebellion même.

Quelle insigne faveur pour l'humanité de concevoir cette *mécanique* singuliere, & d'en sentir la *réalité*, la *vérité*, la *certitude* par la *pratique*, pour se convaincre que jamais la *Poudre* de Mr. *Ailhaud*, loin d'être un *poison*, ne perdra rien à être discutée, examinée, approfondie par l'*expérience* fondée sur *témoignages* véridiques, quand la jalousie, l'intérêt, l'*opiniâtreté* n'entreront point dans l'examen des *guérisons* énoncées dans ses recueils: on sent déjà par avance que les *maladies* si graves soient-elles, affoiblies par dégré, fondues goutte à goutte, se dissipent, s'évanouissent, se guérissent sansrudesse. Quel heureux présage!

En effet, tout céde, tout plie, tout disparoît peu à peu par les *évacuations*, *expectora-*

tions, *urines* : fumier, ordure, gale, poulain, chancre, virus, abcès, rougeur, boutons, viscosité, dégoût, rapport, dartre, amertume, &c. rien ne subsiste, tout se répare, se ranime, se vivifie imperceptiblement par le juste *équilibre* de son admirable *circulation* avec les *humeurs* purifiées.

D'où nécessairement résulte & une harmonie charmante, & un parfait concert entre les parties desobstruées, dégonflées, souples, réparées, vivifiées, parce qu'alors, comme pendant les *opérations* (ainsi l'ont éprouvé ceux qui en ont usé avec *persévérance*) l'appetit & le sommeil successivement augmentés par les excellens *bouillons*, *l'eau dégourdie*, les *alimens* convenables, sans cesse substitués aux anciennes humeurs évacuées ; l'on sent de jour à autre disparoître les langueurs, les aigreurs, les foiblesses, les vapeurs, les insomnies, la mélancolie, les douleurs, &c. oüi, l'on voit revenir à pas de géant la sérénité, l'agilité, la souplesse, l'embonpoint, la gaïeté, la vigueur, le teint, les couleurs & les forces ; en deux mots, les *humeurs* s'anéantir, & la *santé* renaître sans aucune *convalescence* par la sage administration de la Poudre de *Mr. Ailhaud* sans la *saignée*. 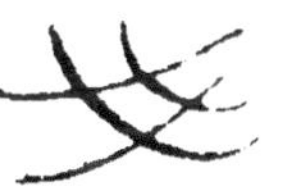 Je l'ai éprouvé en plein. Un homme de mon état ne doit point mentir, mais il doit, sans crainte, affirmer la pure vérité.

Tels sont les singuliers *effets*, les inéfables *propriétés*, les précieux *avantages*, les admirables *vertus* de cet unique remède. Mr. *Thiery*, sans entrer dans ces idées faciles à concevoir, s'est donc trop précipité de le proscrire comme un *poison* sans l'avoir pû décomposer pour dire quelle en est la base certaine, plus encore s'il est vif ou lent. Mr. *de Ruf-*

fy lui a folidement démontré le contraire par *l'expérience* : & j'affure ici en confcience & en honneur qu'il n'eft point un *poifon*, mais qu'il eft un remède très doux, très efficace, très fanatif, ni trop purgatif, ni trop aftringent, puifqu'il paffe dans le corps humain, ou *guéri* fans purger, ou *malade* fans y caufer aucun dommage. Mr. *Ducloz* le dit expreffément dans fa Lettre de remercîment en date du 27. Mai 1745. pag. 72. édit. 1755. fans avoir difcontinué fon falutaire ufage qui lui conferve la vie contre les fureurs de *l'afthme*, du *poulmon*, de la *poitrine*.

D'où néceffairement je tire cette conclufion comme une *conviction* certaine, que fi dans quelque cas que ce foit, la Poudre touche intérieurement le mal, quelque part qu'il puiffe fe refugier, par un petit *feu*, fourd, actif, voltigeant, vivifiant qu'on nomme *action de la Poudre*, lequel occafionne dans les parties affligées (ce qu'on regarde prefque toûjours comme un *accident*, mais qui ne l'eft pas) tantôt une legère, tantôt une vive, tantôt une très forte douleur, puifqu'elle eft fouvent momentanée, infenfiblement diminuante lors des *évacuations*, *expectorations*, *urines*, prefque toûjours ceffante après *l'opération* qui dure d'ordinaire fix à fept heures, l'on peut & l'on doit efpérer de guérir les *maladies* les plus aiguës, les plus croniques, les plus compliquées par la fuite des humeurs ; parce que *ab expulfo fanitas*, fans laiffer ni *langueur* ni *convalefcence* dans le fujet, pourvu qu'il ne foit pas trop tard, qu'il s'y trouve quelque reffource, qu'il fe conduife avec un exact régime, fans *imprudence*, *indifcrétion*, ni *malfaçon*, qu'il mange à propos, s'il n'y a point

de fièvre, même fans appetit, chofes de facile digeftion , qu'il ait enfin une extrême
perfévérance, autrement nulle fageffe comme
nul remède ne peut ni prévenir le mal , ni
arrêter fes progrès , ni procurer la guérifon.

Les maladies auffi différentes que les tempéramens , les âges, les climats inégaux font
ou réelles , ou de païs , ou chimériques.

Celles-ci font ou feintes *laffitudes* ou *dégoûts*
fimulés , ou *appetits* en fecret, ou *diètes* en
public , ou *engourdiffemens* prétendus, ou *étourdiffemens* volontaires , ou *infomnies* occultes ,
ou *fièvres* méditées &c. l'imagination les en-
fante , l'oifiveté les nourrit , la pareffe les
réalife, le fecret les cache , le libertinage
les foutient, la jeuneffe les invente , l'âge
plus avancé les augmente, l'inaction les rend
fenfibles. Comme elles ne font pas mortelles ,
perfonne ne plaint les patiens , au contraire
chacun s'en mocque & les badine.

Celles-là (j'entens les réelles) procédent
ou de la *foibleffe* du tempérament, ou des *accidens* , foit de la vie , foit de l'*influence* de
l'air, ou de l'*intempérie* des faifons , foit de la
malignité du climat , ou de la *fituation* des
demeures, ou de la qualité des alimens , des
boiffons , ou enfin de la *caducité* de l'âge.

Quant à celles qu'on appelle de païs , il
faut y renvoyer ceux qui en font attaqués.
C'eft le remède le plus certain : tout autre
les conduiroit au tombeau. L'*expérience* l'a toujours démontré de fiécle en fiécle.

Il en eft encore un nombre prefque infini
d'autres dont le détail feroit trop ennuyeux,
fruits amers , honteux ouvrage de l'homme
inattentif à fa confervation , ne doivent-elles
pas leur origine , leur progrès , leur fin fu-

nefte à fes *indifcrétions* , à fes caprices , à fa molleffe , à fes intempérances , à fon indocilité. Triftes mais inévitables appanages du déréglement des mœurs , de l'abandon du falut , comme de l'excès du travail , des veilles , ou du plaifir dans la débauche quelle qu'elle foit.

Or , pour guérir toutes ces diverfes maladies par l'unique Poudre purgative dont la *fécrétion* eft immenfe lors des *urines* , puifqu'elle va jufqu'à la feptiéme *digeftion* par *l'expérience* pour foulager les *veffies* , & débarraffer les *reins* des *pierres* qu'ils renferment , il faut fe convaincre qu'elle contient en foi , ou dans chaque *végétal* , le germe fpécifique de la deftruction de chacune des maladies qu'elle attaque ; on peut aifément fe le perfuader par la lecture de la Lettre de Mr. *Lauvergne* en date du 3. Novembre 1756. fupplément de l'édit. de 1755. pag. 34.

Mais abfolument il n'eft pas poffible ni de prefcrire des tems certains , ni de régler des dofes égales , même pour une maladie femblable dans l'un à celle qu'on vient de guérir dans l'autre , à caufe 1°. du *tempérament* plus ou moins robufte , 2°. de la *qualité* des humeurs plus ou moins malignes , 3°. de la *faifon* plus ou moins favorable , 4°. de l'âge plus ou moins avancé , 5°. du régime plus ou moins obfervé : dans ces circonftances , il faut donc allonger plus ou moins ces tems , réitérer plus ou moins ces dofes, foit avec *diminution* , foit avec *augmentation* felon le cas , avec une extrême prudence que peut donner l'*expérience* feule.

Ici le fecours d'un *Médecin* expérimenté fera effentiellement néceffaire , s'il veut fe prêter pour conduire le malade & la maladie ,

non felon les *aphorifmes* de la Faculté, mais
felon l'efprit de Mr. *Ailhaud*, à l'effet de pré-
voir qu'un repos trop prématuré laiffant féjour-
ner les *humeurs*, deviendroit trop préjudi-
ciable & même ruineux, d'où fuivroit la rechûte dans le même mal comme le fruit trop
précoce d'une tranquillité trop hazardée, d'autant mieux que la Poudre paffe dans le corps
guéri comme la nourriture, & malade fans y
caufer aucun dommage; eft-il dans l'univers
un pareil remède fi parfaitement démontré?

L'attention d'un homme fage fera donc, je ne
dis pas feulement utile, mais néceffaire pour
guider le malade & la maladie, pour fixer l'é-
poque des tems, & regler le nombre des dofes; en un mot, comment il faut agir, parce qu'il n'eft pas raifonnable de croire qu'un
fimple gros (ou foixante & douze grains de purs
végétaux fans aucun *mineral* fi fanatifs foient-
ils) puiffe enlever une maladie grave, lui
qui agit lentement par la *circulation* pour
fondre par degré, diffoudre goutte-à-goutte
les *humeurs* fcrofuleufes, morbifiques, flu-
xionnaires, gouteufes, &c. non filtrées, mais
détenues & arrêtées dans le fang toûjours pur
en foi, tel que le Créateur, dès l'origine du
monde, le forma dans le premier homme. Tel
eft-il encore aujourd'hui, lors de la formation
des enfans nés de parens fains & fages.

D'où il faut conclure que Mr. *Thiery* doit
fe répentir de s'être fi fort avancé, fans aucune *formalité* préalable, de prononcer l'arrêt
de profcription d'un remède qu'il n'a jamais connu, qu'il ne connoit pas, qu'il ne veut
point étudier. C'eft un défagrément pour la
Faculté dont il eft DoCteur Régent; auffi
que ne confultoit-il quelqu'un qui connut la

Poudre ? il eût agi plus sagement ; mais il a voulu se déclarer l'antagoniste de Mr. *Ailhaud*, sans le sçavoir noble d'extraction depuis le treiziéme siécle : il a demandé l'ouverture du corps mort de Mr. *Bocanne* pour entrer en lice le premier : Mr. le Curé de Ville-l'Evêque y a accédé ; mais son *certificat* ne décide rien ni sur le fond, ni sur l'usage du remède aussi peu connu de lui, que de M. *Thiery*.

Finissons par dire, que le malade ait conseil ou non, la *persévérance* dans l'usage de la Poudre est absolument nécessaire, s'il veut guérir ou par les *seiles*, les *crachats*, ou les *urines* seules voies de *purgations* par elle : or n'avoir point de constance, se dégoûter, se rébuter, épargner par crainte ou caprice les *obstructions*, les mauvais *levains*, les *humeurs* qui subsistent ou se regénerent, dans l'individu, n'est-ce pas conserver & augmenter en soi les sources empoisonnées des *horreurs* qui l'affoiblissent, le minent, l'épuisent peu à peu, pour le ronger, l'attirer, & le détruire enfin tout à fait ? n'est-ce pas réserver des cruels ennemis toûjours prêts à la révolte, & des armes offensives sans cesse disposées à être plongées dans le sein ? & tous tant que nous sommes gens sensez nous refuser à l'évidence de la *démonstration*, & à l'assurance de la *conviction* que je viens d'établir solidement par l'*expérience* contre tout ce que pourra avancer Mr. *Thiery*, en un mot être homicides de nous-mêmes, ce qui n'arrivera jamais de ma part, s'il plait à Dieu, tant que j'aurai connoissance & sentiment.

F. FELIX, *ancien Prieur des Augustins réformés du Couvent Royal, près la Place des Victoires.*

Je joins à ceci trois de mes Lettres à Mr.
Thiery sur son observation insérée dans le
Journal de Médecine & le Mercure du mois
de Mai 1758. pour instruire à fond le Public
des opérations de la Poudre purgative de Mr.
AILHAUD.

I.

A Monsieur Thiery Médecin,

13. Septembre 1758.

IL y a long tems que je balance, Monsieur, mais la vérité captive & l'intérêt du Public l'emportent enfin sur ma résistance à vous écrire en faveur de l'un & de l'autre. L'occasion s'en trouve aujourd'hui pour vous dévélopper, dans tout leur jour, les merveilleux effets de la Poudre purgative de Messire *Jean Ailhaud*, Médecin de la Faculté d'Aix en Provence, Docteur respectable en tous points, elle ne m'échappera pas.

Voici ce qui vient de m'arriver à la trois cent quatre-vingt onziéme prise depuis 1743. que j'ai le bonheur de la connoître & d'en user avec un succès toûjours favorablement constant, malgré votre décision dans le Mercure de Mai 1758. parce que j'observe strictement les règles prescrites lors de son usage sans aucune *imprudence* ni *malfaçon*.

Le milieu, la fin de la canicule & les avant-coureurs de l'équinoxe d'automne furent précisément aussi pluvieux, orageux avec tonnerres de tems en tems comme avant & pendant le solstice d'été: malgré cette hétéroclicité je me portai au parfait pendant treize semaines complettes par ma purgation du 29. Mai dernier , vû mon peu d'exercice causé par une chûte sur l'épine du dos , qui m'empêche de me tenir long-tems débout & de marcher librement depuis cinq ans. Or dans cette position, pour prévenir le changement de la saison , je résolus de me purger à l'ordinaire avec deux prises de Poudre à trois heures de distance l'une de l'autre : en effet

Le 4. Septembre 1758. à neuf heures du matin , la premiere avalée, & sur le champ un *bouillon* fait & dégraissé , très vive *action* à la *tête* , aux *yeux* , aux *reins* , & sur les *mains* devenues un peu rouge pourprées ; six évacuations en bile verte très putride qui dénota plénitude : nulle boisson après chaque selle , crainte de remplir l'estomac jusqu'à midi. Alors la seconde prise avalée avec pareil *bouillon* , très vive action aux mêmes parties : douze évacuations en bile & glaires de toute espèce qui enleverent différentes *humeurs* très acres , très mordicantes, quoique j'eusse bû une grande tassée d'eau dégourdie après chacune : enfin sous le même régime du bouillon & de l'eau , six autres évacuations en bile blanchâtre comme infusion de vieux moëlon pilé ; urines passant à plein canal m'annoncerent *l'humeur de la goute* qui passa sans acrimonie ni cuisson à l'anus , & contre laquelle je prens cette panacée qui par dix-huit mois de purgations en 1744. me guérit radicalement de mes anciens maux de jambes déclarés incurables par la Médecine ; alors j'avois cinquante - neuf ans , & aujourd'hui je cours la soixante-treiziéme : la Poudre ne m'a donc pas tué.

Cette opération se passa comme toutes les

autres, & dura fans colique, ni tranchées, ni naufées ; oüi elle dura douze heures pendant lefquelles je bus quatre *bouillons* faits & dégraiffés, fix à huit pintes d'eau dégourdie : j'eus excellent appetit au fouper, teint vermeil comme lys & rofes : je dormis huit heures à deux réprifes ; je fuis encore très vivant.

Le lendemain (5. Septembre) veines dégonflées fans faignée ; tête libre ; yeux nets & clairs ; reins tranquilles, mains agiles : tous mes membres fans fatigue ni langueur, ni foibleffe, ni convalefcence, mais force vigoureufe, bon appetit, fommeil paffable : donc ma fanté fut encore meilleure, tel eft mon état actuel : 391. *prifes.*

Où étiez vous, Monfieur, pendant cet intervalle ; j'aurois fouhaité vous tenir préfent ; vous euffiez été témoin que je me fuis comporté felon les règles les plus ftrictes, au lieu que Mr. *Bocanne*, qui a donné lieu au Journal de Médecine & au Mercure, s'eft comporté tout différemment, prenant bouillon de la Charité Paroiffiale, mangeant pain fec ou quelquefois avec beurre ou cervelas ou falé, &c. ne buvant point de vin à fes répas, ne fuivant mes inftructions que pour fa confcience (j'étois fon Confeffeur ordinaire) il les oublioit lors de fes purgations pour fa fanté, d'honnêtes gens m'en inftruifirent lors du vacarme : ils me dirent même que lors des fêtes de Noël il alla confeffer dans l Eglife avec une prife de Poudre dans le corps.

Or vous le jugez ainfi fur cet expofé. Ce font fes imprudences qui furent caufe de fa mort, & non la Poudre qui, comme vous voyez par mon récit fimple, eft douce, fanative, efficace lorsqu'on en ufe avec prudence. Donc Mr. *Bocanne* a dû mourir, non par la Poudre qui n'eft ni pernicieufe, ni nuifible, ni dangereufe, ni mortelle par elle-même, mais par *accident*; j'entens les indifcrétions, les mal-façons, les imprudences, faut-il donc s'en étonner? vous le voyez tous les jours arriver fous vos yeux, il feroit très fingulier qu'il eût vêcu.

Peut-être avez-vous ignoré celles de Mr. *Bocanne*? je fuis très perfuadé (pour la gloire de la *Faculté*) que fi vous les euffiez connues, vous avez trop de confcience, d'honneur & de probité pour avoir décidé, comme vous avez fait, que la Poudre purgative de Mr. *Ailhaud* foit un remède dangereux, nui-fible, pernicieux, mortel, après un tel aveu de ma part.

Mais fi vous ne voulez pas vous en rap-porter à moi feul, vous pouvez voir M. *Ducloz* qui demeure ruë Montmartre vis-à-vis la ruë de la Juftiffienne, porte cochere entre un épronnier & un marchand de vin; Mr. *Desfriches* Chanoine de l'Eglife de Paris, carré du Pont rouge; Made. *Potier* votre voi-fine chez le Quincaillier au deffus de vous.

J'avoue même & je fçai, Monfieur, qu'on vous en a impofé, qu'on vous a furpris fous le voile de la piété, qu'on vous a tourmen-té fous l'apparence du bien public; il vous fera donc glorieux de rendre juftice à la vé-rité & au public, à la vérité connue, attef-tée, publiée par gens de tout état qui com-pofent ce même public qui, fans réquifition, mais de leur plein gré, ont écrit Lettres de remercîment de leurs *guérifons* à Mr. *Ailhaud*, & qui ont confenti à leur impreffion à la fin de fon Traité.

Pareils témoignages font des titres auten-
tiques, & non équivoques de perfonnes dignes de foi de tout état, de tout rang, de
tout fexe, habitants divers Païs, attaqués de
différentes *maladies* dont fa Poudre les a guéris : ils démontrent aux plus *incrédules* la vérité de ce qu'il avance dans fes écrits. Votre
démenti eft donc très fort, au lieu qu'une
fimple *dénonciation*, qui d'elle - même porte
un caractère de fauffeté qu'on prétend donner
pour le vrai, eft un certificat mal fondé, con-
tenant la plus infigne *fauffeté* qui fut jamais,
fauffeté oppofée à *l'expérience* qui la démontre fauffe d'elle-même par toutes les circonftances qui l'accompagnent.

Peut-être encore n'avez-vous pas vû le livre de Mr. *Ailhaud*: je prens, Monfieur, la
liberté de vous en envoyer un pour vous
déffiller les yeux, & diffiper vos préven-
tions poifon de l'efprit par la lecture fur-tout
de la Lettre de Mr. *Rouillé* Miniftre d'Etat
pag. 40. de mon Epitre dédicatoire pag. 58.
de Mr. *Ducloz* pag. 72. de moi pag. 210.
214. &c. heureux fi je puis mériter votre
eftime en vous difant vrai : je la mériterai
malgré vous par l'infinie confidération avec
laquelle j'ai l'honneur d'être pour tout le
corps de la Médecine & fur-tout pour vous,
Monfieur, &c.

F. Felix.

A Paris le 13. *Septembre* 1758.

P. S. J'ai différé la date & l'envoi pour
mieux conftater mon état. Si vous en doutez,
vous pouvez me rendre vifite quand il vous
plaira, le matin ou le foir, je vous recevrai
avec plaifir : vous me ferez honneur.

C iij

Le 21. Septembre 1758. fur les fept heures du foir, Mr. *Thiery* Médecin de la Fa-
cu'té de Paris, aimant mieux me parler *os
ad os* que de me répondre par écrit, m'honora de fa vifite, & me dit très poliment
qu'il me remercioit de ma Lettre, & m'affura qu'il n'avoit pas condamné la Poudre
purgative de Mr. *Ailhaud* comme dangereufe, nuifible, pernicieufe, encore moins mortelle par elle-même, mais rélativement aux
différens tempéramens de ceux qui en ufent,
que c'étoit un bon remède, qu'il fçavoit les
malverfations de Mr. l'Abbé *Bocanne*, qu'il
devoit en mourir quelqu'autre drogue qu'il
eût prife avec de fi énormes imprudences.

Nous caufames plus de trois quart d'heures
fur le ton amical & fans aigreur, lui arguant
fur l'*univerfalite* du remède contre toutes
les *maladies*, moi répondant qu'elle s'étend
fur toutes les perfonnes attaquées dans tous
les climats. Oüi, réprit-il avec vivacité, en
Allemagne, en Turquie, &c. où il a fait
d'étonnans progrès. Il me promit le Journal de Médecine. Comme la nuit étoit pleine,
il leva le fiége, nous nous féparames bons
amis : je le reconduifis poliment, & nous nous
fouhaitames le bon foir. Il me tint parole &
m'envoya le Journal de Médecine.

II.

A Monsieur **Thiery** Médecin,

26. *Septembre* 1758.

J'Ai lû, Monfieur, & relû plufieurs fois avec
attention férieufe & fans prévention poifon
de l'efprit, le Journal de Médecine du mois
de Mai 1758. que vous m'avez communiqué.

Obſervation IV. ſur Mr. *Bocanne* Prêtre habitué à la Magdelaine Fauxbourg St. Honoré pag. 429. ouvert trente ſix heures après ſa mort le 7. Janvier précédent. Comme je ne ſuis ni Médecin, ni Chirurgien, ni Apoticaire, je n'entens point les termes de l'art pour vous y répondre.

Vous m'avez envoyé ce livre pour me perſuader contre votre ſentiment que la Poudre purgative par elle-même, comme vous me l'avez dit, étant un bon remède dont on pouvoit ſe ſervir, comme des autres, ne pouvoit produire que des bons effets, quoique vous l'euſſiez condamnée rélativement à ſon *univerſalité* ſur toutes les maladies. Sur quoi nous conteſtames enſemble dans ma chambre lors de votre premiere viſite le 21. courant.

Vûe l'*expérience* ſur moi, ſur mes amis, & ſur tous les malades de l'Europe depuis plus de quinze ans, plus j'y ai reconnu les effets ſalutaires de la véritable Poudre de Mr. *Ailhaud*, plus j'y ai découvert les effets empoiſonnés de la Poudre fauſſe ſous le nom de Mr. *Alliot*; je n'en ſuis pas étonné. Mr. *Ailhaud* prémunit ſans ceſſe le Public contre les *falſificateurs* de ſa Poudre bien-faiſante. Actuellement il y en a trois dans Paris, leſquels inſcrits dans les faſtes de la *Faculté* la débitent impunément ſous ſon nom : deux ont voulu me ſuborner pour leur être favorable me l'offrant à meilleur marché. Quelle félonie à moi d'y conſentir, mais je ne l'ai pas voulu.

Je ne doute nullement que l'un des trois dont la Poudre change, dit-on, le vin le plus rouge en eau la plus claire, n'ait ſéduit le Sr. *Bocanne* mon pénitent, & qu'il n'ait été suborné en la lui lachant à quinze fols : cet appas de gain l'a induit à erreur , & lui a fait abandonner la véritable. A ce trait de ménage je le reconnois ; c'eft donc cette fauffe Poudre qui a produit les mauvais effets dont vous rendez compte au public ; vous ne fçauriez en trop dire de mal. Je les ai fuivi, ces *falfificateurs* , ils ne font pas fortune , & celle de Mr. *Ailhaud* excite la jaloufie.

Mr. l'Abbé *Bocanne* venoit de tems en tems fe réconcilier au Seigneur , me prioit de lui céder deux ou trois prifes , & jamais davantage , de ma Poudre : je lui faifois volontiers ce plaifir , lui récommandant d'être exact *au régime* foit pour les *bouillons* , foit pour la nourriture de facile digeftion , il me le promettoit : tant qu'il fut fidéle à mes *ordonnances* il s'en trouva au mieux : devint-il infidéle , il fe perdit par fes *imprudences* , fuppofé même qu'il eût pris la véritable Poudre : vous en êtes convenu.

Mais venons à ce que vous dites de Mr. *Alliot* perfonnellement ; d'abord ce n'eft pas fon nom : vous parlez en corps de *Médecin* pour en impofer davantage au public.

Nous n'aurions qu'à rougir , que le Sr. Alliot que nous apprenons n'avoir eu ni confiance ni confidération dans fa patrie , ait porté le nom de Médecin , & qu'il ait été , ou affez ignorant pour croire qu'un purgatif réfineux pouvoit convenir dans toutes les maladies & à tous les tempéramens , ou affez de mauvaife foi pour le perfuader au peuple.

Quel fiel ! quel venin ! quel diléme ! je rougis pour vous , Monfieur , de vous entendre invectiver ainfi ; fi vous avez voulu dépeindre le faux *Alliot*, vous en avez trop dit pour être crû sur votre parole contre la charité Chrétienne : à ces traits, je ne réconnois pas le véritable *Ailhaud* Père , paisible dans le sein d'Abraham depuis deux ans , homme d'honneur & de probité dont vous troublez le répos, & dénigrez la mémoire. J'y réconnois encore moins le véritable *Ailhaud* Fils qui tranquille au milieu de l'orage , ne s'y réconnoit pas lui-même, parce que leur véritable Poudre purgative est incapable par elle-même de produire pareils effets. Or je vais vous les faire connoître tels qu'ils font.

Tous deux ont eu la confiance & la considération de leur patrie & de l'Europe entière : tous deux y ont exercé la Médecine & la charge de Sécrétaire du Roi, non pour s'annoblir, parce qu'ils font nobles d'extraction , mais pour joüir des priviléges dans leurs futures acquisitions : tous deux font Docteurs en Médecine à Aix comme Mr. *Vandermonde* & vous l'êtes à Paris : ils ont donc tous deux comme vous, droit de porter le nom de *Médecin*, titre honorable par lui-même , pourquoi vous plait-il aujourd'hui de le leur ôter ce nom, si vous ne les connoissez pas ? passons au dilême.

1°. *Ou assez ignorant pour croire qu'un purgatif résineux pourroit convenir dans toutes les maladies & à tous les tempéramens.*

N'étant point Médecin, je ne puis répondre pertinemment : tout ce que je puis dire, c'est que son *systéme* est goûté par sa simplicité, sa facilité, son peu de dépense : son Traité de l'origine des maladies vous satisfera pour la capacité de l'Auteur , lisez le, s'il vous plait.

2. *Ou assez de mauvaise foi pour le persuader au peuple.*

Y a-t'il de la mauvaise foi, Monsieur, je le demande à tout impartial, dans la conduite du véritable *Ailhaud* ? il donne *gratis* son livre où il insére un nombre prodigieux de maladies guéries ; force-t'il le public de lui écrire nombre de Lettres de rémercîment ? quelqu'un l'a-t'il démenti ? il avoit oublié le *lait répandu* dans les femmes après leurs couches ? le Suisse de Mr. le Marquis de Putanges, Lieutenant-Général des Armées du Roi, ruë de Verneüil, Fauxbourg St. Germain à Paris, ne lui a-t'il pas écrit la *guérison* de son épouse ? parcourez-les donc pour vous convaincre de sa bonne foi ? l'*expérience* en donne la *démonstration*, la *certitude*, la *confiance*, d'où je conclus (comme je vous l'ai déjà écrit,) que votre démenti *est très fort envers le public* instruit par lui-même des effets singuliers de la véritable Poudre purgative dans les cas désespérés ; il ne vous croira pas infaillible dans votre décision, quand vous auriez double âge.

Le fruit donc à rétirer de la lecture du Journal de Médecine, & du Mercure de Mai 1758. sera de confirmer le public dans l'usage de la véritable Poudre purgative des véritables Messieurs *Ailhaud* Médecins d'Aix, parce que, dit-il, tant de fiel entre-t'il dans l'ame des dévots. Le même public sent le coup qui leur est porté, & il les plaint de pareils traitemens.

Je vous prie, Monsieur, de ne pas traiter cette lettre avec la même indifférence que ma premiere du 13. courant : je me figure que vous ne l'avez pas luë, parce que vous m'avez dit seulement, dans votre visite du 21. courant, je viens vous rémercier de votre Lettre. Or cela ne suffit pas dans la circonstance actuelle. Il eſt de l'urbanité de répondre cathégoriquement à un homme d'honneur quand il prend la peine d'écrire à un homme de probité : n'ayez point peur d'être pris dans vos écrits : je ne crains rien pour les miens, ni devant Dieu ni devant les hommes, diſant la vérité. Je ſuis avec une parfaite conſidération, Monſieur, &c.

F. FELIX.

A Paris le 26. *Septembre* 1758.

P. S. Je vous renvoïe votre *Journal*, avec ma Lettre. Point de viſite, mais réponſe par écrit, s'il vous plait.

Mr. *Thiery*, apparamment piqué de la fin de ma Lettre & du poſt-ſcriptum, m'écrivit une Lettre de ſept pages : je ne cherchois rien autre choſe que d'avoir *confitentem reum*, c'eſt ce qu'on va voir par ma réponſe.

III.

A MONSIEUR THIERY Médecin,

8. *Octobre* 1758,

QUel bonheur de vous connoître, Monſieur, vous m'avez paru ſi gracieux, poli, ſpirituel, que je ſouhaite ardemment lier avec vous un commerce d'amitié, qui ornera mon eſprit également par vos Lettres & vos viſites, quand il vous plaira, ſur-tout les ſoirs, à votre commodité.

Conſéquemment jugez avec quel plaiſir j'ai reçu votre épitre du 2. courant. Mais j'ai peine à concevoir & que vous ne réveniez point de votre *prévention* ſur la mort de Mr. *Bo-*

canne & que vous n'adoptiez pas le *syſtême*
de Mr. *Ailhaud* ſur l'origine des maladies :
ſyſtême cependant goûté du public qui le conçoit , l'admet , & le juge admirable , facile,
prompt , peu diſpendieux , ſur - tout pour
ceux ou qui ne ſont pas riches , ou qui n'ont
pas le loiſir d'être malades.

Il y a des fauſſes Poudres , me répétez-
vous , *qui courent le monde , & on ne ſçau-*
roit trop en dire du mal : vous convenez donc,
mon Père , que la Poudre d'Ailhaud a fait au
moins ce mal.

A ceci je répons. Eh , Monſieur , qui le
ſçait mieux que moi ! deux *contrefacteurs* ne
ſont-ils pas venus m'en propoſer ! j'ai convaincu l'un de *contrefaction* , & je n'ai pas
voulu écouter l'autre. Je ne puis donc douter qu'il y ait des fauſſes Poudres : mais je
ne conviens pas que la Poudre de Mr. *Ailhaud*
ait fait au moins ce mal. Ce ſeroit le regarder , & il le mériteroit, comme un indig-
ne qui ſeroit de connivence pour faire va-
loir ſon remède : or il ne fût jamais tel , parce que s'il eût agi ainſi , il auroit couru le
riſque d'être exclu de la *Faculté* d'Aix où il
eſt fort eſtimé. Je conviens encor moins qu'il
ſoit l'occaſion du ſcandale ; ſon remède ne
ſcandaliſe point le public qui le recherche
& qui en eſt content.

Quand *Dieu , Moyſe , J. C.* , les *Apôtres*
prévinrent contre les faux *Prophétes* , les faux
Apôtres , les *Hérétiques* , &c. furent-ils auteurs
ou cauſe des fauſſes *Prophéties* , des *héréſies* ,
des *ſcandales* cauſés ou à cauſer dans la *Réli-*
gion depuis le commencement du monde &
de l'Égliſe ? faut-il donc ſuprimer les divines
Ecritures , l'*Egliſe* , la *Réligion* , parce que de

faux *Prophétes*, de faux *Apôtres*, de vrais *Hérétiques*, de malins *séducteurs* s'élévent de tems à autre contre tout ce qui eſt divin ou conduit au ſalut ?

Du divin paſſons à l'humain. Quand les Rois lâchent des Ordonnances contre les *faux monoyeurs*, les *voleurs*, les *contrebandiers*, &c. ſont-ils auteurs ou cauſe de la *fauſſe monoye*, des *larcins*, de la *contrebande*, &c. ſont-ils auteurs ou cauſe de la perte qu'en ſouffrent leurs ſujets ? où en ſerions - nous, Monſieur, s'il falloit adopter ces conſéquences dans la *pratique*, ſoit pour le ſpirituel, ſoit pour le civil ? je vous le demande à vous qui avez l'eſprit tranſcendant.

Mr. *Ailhaud* comme un docte & ſage Médecin, a prévu & prévenu le cas de la contrefaction. En eſt-il pour cela l'auteur & la cauſe ? il en a averti le public par amour pour l'humanité au ſoulagement de laquelle il a travaillé pendant ſoixante ans. Pouvoit-il faire plus, que de compoſer un *Traité* ſur l'origine des maladies, & ſa Poudre purgative pour les guérir ? il les a préſentés au public : le public curieux (moi comme les autres après la lecture de ſon livre) a voulu voir ſi le remède répondoit à l'annonce, la curioſité fut ſatisfaite, le remède perça & me guérit radicalement de mes maux de *jambes*, maladie habituelle depuis cinquante-huit ans, ſous les yeux de la Médecine, de la Communauté, du public.

La Poudre fit plus encore. Ménacé de la *goute*, Mr. *Ailhaud* me promit qu'avec ſon unique remède que vous nommez panchimagogue, je ne l'aurois point : le ſuccès a répondu à mes eſpérances, que voulez-vous de mieux : depuis près de feize ans ; je n'ai ni maux de *jambes*, ni douleur de *goute*, ni accès de *fiévre* malgré les divers *accidens* qui me font furvenus auquel fon remède feul, fans le fecours des *faignées*, ni *lavemens*, ni *ptifannes*, ni *fyrops*, ni d'aucunes autres *drogues* fans langueur ni convalefcence : quel *poifon* ! qu'il eft joli.

Vous dites encore, *à combien de malheurs Mr. Ailhaud n'a-t'il pas expofé le genre humain ?* fi vous aviez mon *expérience*, vous penferiez comme moi. L'efficacité de fon remède en démontre la *bonté*, l'*excellence*, la *douceur* ; jamais mauvais Peintre ou mauvais Artifte n'eut émule, ni concurrent, ni jaloux dans aucun païs du monde.

Vous allez plus loin : *il l'a reçu gratuitement d'un Médecin d'Allemagne,* (c'eft abfolument ce que j'ignore) *il pouvoit le donner de même.* A ceci je répons : quand il le donneroit *gratis*, feroit-il moins expofé aux contradictions, aux tracafferies qu'on lui fufcite ? votre *gratis accepiftis, gratis date*, n'a pas lieu ici, il nous regarde feuls. D'ailleurs cette Poudre ne coûte-t'elle rien à compofer ? vous avez lû le *Traité* : parcourez, s'il vous plait à votre loifir, les guérifons, même des Miniftres, des Princes, des Militaires, vous verrez que je vous dis la vérité. *Erudimini qui judicatis terram.*

Vous pourfuivez ainfi : *j'ai déjà eu l'honneur de vous dire que je ne connoiffois pas Meffieurs Ailhaud : je n'ai rien de perfonnel contr'eux : je ne leur veux aucun mal : ils ne m'en ont jamais fait : il m'eft parfaitement indifférent qu'on vende ou qu'on ne vende pas leur Poudre : vous avez même dû vous apperçevoir avec* 'combien de plaifir j'ai vû combien votre fanté étoit bonne malgré le fréquent ufage que vous avez fait du remède , je conviens encore qu'il peut être utile dans bien des cas quand il fera adminiftré à propos & par des mains habiles : l'obfervation ne dit pas non plus , que ce remède foit toûjours dangereux ou mortel : on en parle comme de tous les autres remèdes d'une certaine force , & on blâme les perfonnes qui ofent s'en fervir fans avoir les connoiffances raifonnables.

A ces propos en apparence raifonnables & doux , la joye me faifit , de façon à croire que les caractères d'honneur & de probité de Mrs. *Ailhaud* que je vous avois dépeint tels qu'ils font, & fous lefquels ils font connus dans l'Europe, avoient opéré un merveilleux changement dans votre cœur & fur votre efprit ; mais trompé , cette erreur me porte à conclure , que fi vous traitez ainfi les gens indifférens contre qui vous n'avez rien de perfonnel , comment traiterez vous vos ennemis. *Si in viridi quid in arido* , voyez quelles contradictions , vous allez les fentir.

En effet , lifant les motifs de votre *obfervation* , louables en tout autre cas que celui-ci , de Meffieurs *Ailhaud* , qui connus méritent confidération comme confrères , je tremblai. Il me fouvint dans l'inftant de ce que dit David : *tabefcere me fecit zelus meus* : les voici vos motifs précifément les mêmes que ceux de Meffieurs *Ailhaud*. 1°. l'amour de l'humanité. 2°. le zèle pour le bien public. 3°. le refpect pour la vraie Médecine qui eft véritablement l'ouvrage de Dieu. *Creavit altiffimus médicinam*. Or ne trouvant pas ce texte - là dans l'Ecriture fainte , je ne puis ni ne dois croire que Dieu ait créé la Médecine. Mais j'y trouve celui-ci, *altiſſimus creavit de terrâ medicamenta , & vir prudens non abhorrebit illa* : Dieu a laiſſé aux hommes le ſoin d'étudier , de connoître & d'appliquer les remèdes par *l'expérience* ; voilà ce qui conſtitue le vrai Médecin que Dieu ordonne d'honorer à cauſe de la néceſſité de rétablir la ſanté , *honora Medicum propter neceſſitatem.* Mr. *Ailhaud* eſt donc dans ce cas , auſſi eſt-il remercié par d'honorables Lettres.

Tout de ſuite vous ajoûtez : *je trouve dans ma pratique un fait très curieux , & preſqu'unique : ce fait je ne le cherche pas , c'eſt la providence qui me l'offre.*

Heureuſement les contrefacteurs n'ont pas grand débit. Ils vous euſſent donné beaucoup d'ouvrage : plus heureuſement la Poudre de Mr. *Ailhaud* eſt ſi efficace que vous n'avez eu aucune réquiſition contre elle : adminiſtrée même par des *Apoticaires* & des *Chirurgiens* , s'en ſont-ils plaints à la Médecine ? non. Mais comme elle a réuſſi au mieux , ils en ont congratulé Mr. *Ailhaud* par Lettres qui établiſſent la vérité.

Je trouve encore , dites-vous, *qu'un homme a les viſcéres tellement ulcérés , que l'hiſtoire de la Médecine n'offre peut - être pas un changement ſi conſidérable : je ſçai qu'il n'y a que la peſte ou le poiſon qui puiſſent produire des effets ſemblables à ceux que j'ai trouvé dans ce cadavre : or pourtant cet homme n'avoit pas la peſte , que me reſte-t'il donc à conclure , ſi non qu'il avoit pris un poiſon.*

Belle concluſion ! elle eſt d'un homme toutà-fait prévenu : ſentez vos contradictions , s'il vous plaît.

Il est étonnant que, depuis dix à douze ans, Mr. *Bocanne* n'eut point été empoisonné par la Poudre de M. *Ailhaud*; donc cette fois-ci ce fut la fauffe Poudre qui l'empoisonna. Qu'il vous fouvienne, s'il vous plait, comme il m'en fouvient, que dans le mois de Décembre de l'année derniere 1757. comme au commencement de celle-ci, il courut dans Paris une maladie épidemique qui, à l'ouverture des corps, avoit précifément les mêmes caractères, que celle de Mr. l'Abbé *Bocanne*; les malades n'avoient pas pris ni la véritable, ni la fauffe Poudre : on leur avoit adminiftré les remèdes ordinaires ; ils avoient donc pris un *poifon*, puifqu'ils n'avoient pas la *pefte* qui n'eft pas commune ici. Meffieurs les *Médecins*, loin d'attribuer femblables effets à leurs remèdes, les attribuerent à la maligne *influence* de l'air, ils avoient raifon. Malheureufement Mr. *Bocanne* avoit pris la Poudre, fçavoir quelle Poudre, avec d'énormes imprudences que vous n'ignorez pas ; heureufement le P. *Felix* avoit pris la véritable Poudre dans toute la régularité poffible : le P. *Felix* n'en mourut pas, mais Mr. *Bocanne* fubit le fort de fes malfaçons : tous deux, felon vous, avoient pris un *poifon* ; quelle différence ! *unus affumetur & alter relinquetur.* Je l'ai expliquée, & plus malheureufement la prévention s'étoit fi fort emparée des efprits contre Mr. *Ailhaud*, que votre zèle fe changea en fureur, jufqu'à dire : *Mr. Ailhaud eût il le pouvoir en main, fi j'apprens jamais qu'il veuille cabaler, je fçaurai ce que j'aurai à faire.*

Au portrait que je vous ai fait de Meffieurs *Ailhaud* & de fa Lettre à Mr. *Desfri-*

ches , Chanoine de l'Eglise de Paris , laquelle , lors de votre seconde visite , je vous donnai à lire dans ma chambre , pleine de politesse ,
de douceur & de ménagement pour vous ,
vous devez sentir qu'il ne songe point à cabaler ; il lui est fort indifférent que le public use
ou n'use pas de la Poudre , ainsi soyez paisible vous-même , comme il est resté tranquille jusqu'à présent , parce qu'il agit pour le
secours du public qui n'exige point d'interruption.

Je connois votre petit écrit sur l'usage des
vaisseaux de cuivre dans les cuisines. S'il a sauvé des milliers de citoyens , vous en avez
l'honneur ; je connois par *expérience* les propriétés de la Poudre purgative de Mr. *Ailhaud* ;
elle a sauvé des millions d'hommes dans l'Europe , & sur-tout en *Turquie* : il en a la gloire : elle n'est donc pas un *poison*.

Je ne répons pas à votre *diléme* : je le crois
trop offensant Messieurs *Ailhaud* : je vous en
ai dit assez à ce sujet , cela me suffit : je ne
vous dirai rien davantage , si non que leur
généalogie imprimée dans le nobiliaire de France ne leur permet pas de douter de leur origine noble qu'ils tirent du treiziéme siécle ;
ils ne sont donc pas de basse extraction comme vous l'avez crû. L'éloge de leur Poudre
se trouve en 1745 dans leurs Lettres de Sécrétaire du Roi , & dans le droit de Prélation des Terres que le Roi a bien voulu leur
accorder. Quels Priviléges ?

Votre cas de conscience , Monsieur , est
parfaitement exposé , mais il ne convient pas
à Mr. *Ailhaud* dans *l'hypothese* d'intérêt ,
d'ignorance , & de mauvaise foi que vous lui
attribuez. Ce cas est pour moi un paradoxe ,

un problême , un être de raifon , une chimere , parce que rélativement à lui je penfe
contradictóirement à vous. D'ailleurs par mon
expérience avec laquelle je vous combattrai
fans ceſſe , je connois comme le Militaire , la
valeur de fen remède , fa *douceur* , fon *efficacité* , ſon *excellence* , même pris mal à propos :
cela me fuffit pour croire qu'il n'eſt pas un
poifon , à moins qu'il ne foit extrêmement
lent : dites-moi donc combien je dois durer :
Encore feize ans , afin que je m'arrange ? Ah
le joli *poifon* qui donne trente-deux ans de
vie ! j'en accepte l'augure , fi c'eſt la volonté
du Seigneur.

De tout ceci concluons , Monfieur , que je
fens que je ne vous convertirai pas à caufe
de vos principes de Médecine conjecturale ,
& que vous ne pervertirez pas ni le public ni
moi à caufe de mon *expérience* certaine de la
Poudre purgative de Mr. *Ailhaud* , mais nous
n'en ferons pas moins bons amis , quoique pen-
fant différemment.

Excufez ma liberté de vous parler à cœur
ouvert comme à un homme eſtimable duquel
je veux devenir l'ami : je tiendrai à honneur
de vous marquer en toute occafion , le cas
fingulier de votre mérite , quoiqu'entre nous
deux vous ayez pris à gauche , en difant par
tout que je fuis , Monfieur , votre très-humble
& très-obéiſſant ferviteur.

F. FELIX. *ancien Prieur des Auguſtins réformés du Couvent Royal près la Place des
Victoires.*

J'envoyai fûrement cette Lettre à M. *Thiery*
qui étoit forti , fans quoi je la lui euſſe remis
moi-même , j'en étois le porteur. Depuis ce

tems-là je n'ai point entendu parler de lui.
C'eſt un hardi champion qui croit cueillir *fauſ-*
tas lauros : je ſuis perſuadé qu'intérieurement
la *Faculté* ne doit pas lui ſçavoir gré de ſa
précipitation. Elle augmente la confiance du
public convaincu , que ſi la Poudre purgative
étoit mauvaiſe , les Médecins , Chirurgiens ,
Apoticaires ne ſe fuſſent pas ainſi déchainés.

C'eſt donc au public à ſoûtenir & le *ſyſ-*
tême & la *Poudre* : c'eſt donc ici le lieu d'inſérer la Lettre de Mr. *de Ruſſy* , en date du
10. Juillet 1758. quoiqu'elle n'ait été imprimée que dans le Mercure d'Octobre de la même année par Monſieur de *Marmontel.*

LETTRE

De Mr. de RUSSY à Mr. de MARMONTEL Auteur du Mercure de France.

JE vous prie , Monſieur , d'inſérer dans le
prochain Mercure la Lettre que j'ai l'honneur de vous adreſſer ; tout ce qui tend à la
conſervation de la ſanté & de la vie des hommes , ne peut être trop ſoigneuſement diſcuté.
A mon arrivée dans cette Ville, j'ai lû dans
le Mercure de Mai de cette année , une obſervation ſur les effets mortels de la Poudre
d'Ailhaud, dont j'ai été extrêmement frappé.
J'en fais uſage depuis quinze ans , ainſi que
Monſieur de Chabrié , & quantité d'Officiers
du Corps; je vous avouerai même , que nous
n'avions jamais ſoupçonné juſqu'ici qu'elle
pût être nuiſible, encore moins intéreſſer la
conſcience, comme l'a ſçavamment démontré
M. Thiery ; j'avois même la ſtupidité de croire que je lui devois la vie & la ſanté dont
je jouis ; j'avois pouſſé la ſuperſtition juſqu'à

m'imaginer qu'il n'y avoit point de remède plus efficace pour détruire les obſtructions & mauvais levains, qui ſont la cauſe premiere de toutes les maladies. Ce que je lui ai vû opérer ſous mes yeux, ſervoit encore à me confirmer dans mon erreur; mais aujourd'hui mes yeux, que la prévention avoit entiérement couverts, commencent à s'ouvrir à la lumiere. Il ne me reſte qu'un petit ſcrupule que j'eſpère que Mr. Thiery achevera bien-tôt de diſſiper; c'eſt dans la vûë de m'inſtruire que je propoſe mes doutes, & non dans le deſſein de refuter. Conviendroit-il à un Militaire, qui n'a point de principes & qui n'a que le ſentiment pour guide, d'oſer entrer en lice avec un Docteur Regent de la Faculté de Paris.

Si l'amour de la vérité, ſi l'envie de préſerver ſes Concitoyens d'une erreur que l'on croit nuiſible, eſt le ſeul motif qui détermine Mr. Thiery à rendre publique la rélation publiée dans le Mercure, de la mort de Mr. Bocanne, on doit convenir que ſon deſſein eſt bien louable; mais on peut errer avec les plus ſaines intentions, & Mr. Thiery me ſçaura ſans doute gré de lui expoſer mes doutes.

Il me ſemble que les conſéquences qu'il a tirées des qualités malfaiſantes des Poudres, par l'inſpection des parties viciées gangrenées du cadavre dont on a fait l'ouverture, ne ſont pas entiérement juſtes.

Je ſuis trop perſuadé de la probité de Mr. Thiery, pour révoquer en doute qu'il a crû de bonne foi que le deſſéchement des parties intérieures, que la friabilité & la noirceur du foie & du poulmon étoient une ſuite des qualités corroſives de ce remède; mais s'il eût voulu

faire attention que nombre de personnes,
qui n'en ont jamais usé, ont péri du même
mal, que l'apauvriſſement du ſang ou ſa coa-
gulation peut ſeule, ſans aucun ſecours étran-
ger, produire cet effet, il ne ſe ſeroit pas
preſſé de prononcer l'arrêt qui en proſcrit
l'uſage.

Suppoſons que Mr. Thiery eſt appellé par
un malade attaqué d'un mal de tête, d'une dé-
bilité d'eſtomac, même ſi l'on veut de la fiévre ; il preſcrit à ce malade des remèdes, la
fiſtule ſurvient, il en meurt : donc ce ſont
les remèdes de Mr. Thiery, qui ont occaſion-
né la fiſtule, donc, &c. Cette façon d'argu-
menter ſeroit-elle adoptée par Mr. Thiery ?
Tirons des conſéquences.

L'ouverture du cadavre démontre qu'il eſt
mort, les parties gangrenées : donc ce ſont
les Poudres qui ont opéré ce mal.

Or, ſelon Mr. Thiery, les parties ne ſe
gangrenent-elles jamais par un vice naturel ?
mais ces Poudres que Mr. Thiery ſuppoſe produire des effets ſi funeſtes, ſont le remède ordinaire de quantité de gens qui s'en louent,
qu'elles ont tirés des portes du trépas. Ces
gens-là ſont-ils donc, ainſi que Mitridate,
familiariſés avec le poiſon ? mais au moins faut-
il convenir que quand ils en ont fait les premiers eſſais, quand elles ont opéré les premiers effets, ils ne l'étoient point encore :
quelle cauſe favorable les a préſervés d'un
cauſtique auſſi mordant ! comment ſe peut-il
que depuis quinze ans que j'en fais uſage, que
j'en ai pris plus de trois cent priſes, pour une
maladie que j'eus en 1746. dont on trouvera
le détail dans une de mes Lettres, inſérée
dans le livre de Mr. Ailhaud, imprimé en

1748. comment, dis-je, se peut-il, en ayant pris assez consécutivement, & dans l'année 1746. près de deux cent prises, que je ne sois pas entièrement calciné ? c'est un phénomene qui mériteroit bien d'être expliqué.

Comment se peut-il que le Père Felix, Augustin de la Place des Victoires, qui depuis plus de vingt ans, fait usage de ce remède, existe encore ?

Pour en constater la malignité, il seroit essentiel de l'anatomiser, & je suis persuadé qu'il se prêteroit pour le bien de l'humanité à cette petite opération, qui ne pourroit tourner qu'à l'avantage du public ; je suis d'ailleurs convaincu que Mr. Thiery présideroit volontiers à cette dissection.

Au reste, Mr. Thiery qui a pris la peine d'analyser ces Poudres, devroit bien nous instruire si c'est un poison vif ou lent qui en fait la base, ou qui y domine ; nous apprendre s'il est des fibres assez forts, des intestins assez cuirassés pour résister seulement pendant le cours d'un siécle à leur effet malfaisant ? il est cependant à présumer qu'il le considére comme un poison lent, puisque, selon lui, Mr. Bocanne en faisoit usage depuis douze ans. Cette assertion, venant d'un homme d'honneur, me rassure, sans quoi je me serois crû un peu complice de la mort de ce bon Prêtre.

Au mois de Septembre 1756. je reçus une Lettre de lui, par laquelle il me prioit de l'instruire, si la Lettre écrite de Metz en 1747. imprimée dans le livre de Mr. Ailhaud en 1748. étoit réellement de moi ; que plusieurs personnes l'assûroient que toutes ces Lettres étoient controuvées & fabriquées par l'auteur, pour donner cours à son remède.

Il me faifoit enfuite un petit détail de fa maladie, rebelle jufqu'alors aux remèdes qu'on lui avoit adminiftrés : je ne m'en rappelle pas entiérement le détail, mais il me fouvient qu'il fe plaignoit d'un grand feu dans les inteftins, & me marquoit qu'il paroiffoit par intervalle fur fa peau des petites taches noires ou livides : il finiffoit par me demander, fi je lui confeillois d'ufer du remède de Mr. Ailhaud.

Je n'en foupçonnois pas dans ce temps-là les funeftes effets que Mr. Thiery a pris tant de peine à démontrer ; j'ignorois que le confeil que j'allois donner intérefferoit ma confcience ; je comptois que l'expérience heureufe que j'en avois faite moi-même, & les guérifons furprenantes que j'avois vû opérer fous mes yeux fur quantité de perfonnes, fuffifoient pour m'autorifer à les lui confeiller : je le fis, ce dont j'efpere le pardon de la Faculté pour avoir ofé ufurper fes droits ; mais l'aveu authentique que je fais de ma faute doit me donner quelque droit fur fon indulgence.

Depuis ce tems, je n'avois plus entendu parler de Mr. Bocanne, jufqu'au moment où la rélation de fa mort, & des circonftances dont Mr. Thiery fait l'examen, eft tombée entre mes mains ; le cas eft délicat, & fi je m'en rapporte à l'obfervateur, je me trouve coupable de l'homicide d'un homme que je n'ai jamais vû ni connu ; ce qui peut me raffûrer, c'eft que je n'ai péché en tout ceci que par ignorance & par prévention.

De quoi s'avifoit auffi Mr. Bocanne de s'adreffer à moi. Pourquoi ne faifoit-il pas appeller Mr. Thiery ? il eft probable qu'il l'eut tout de fuite tiré d'affaire.

L'on peut conclure de tout ceci que fi les
Poudres

Poudres de Mr. Ailhaud, ne font point un poifon, elles doivent l'être, par les raifonnemens fçavans que Mr. Thiery a fait pour le prouver ; la nouvelle analyfe qu'il nous promet, & qui, fuivant fa Lettre, doit avoir été perfectionnée ce printems, au moment fixe où les fimples font dans toute leur force, achevera de convaincre les plus incrédules. Je fuis cependant furpris qu'il n'ait pas découvert, dès la premiere décompofition, que le fublimé corrofif étoit la bafe de cette Poudre, comme l'affûra de bonne foi, l'année derniere à un Colonel du Corps, un docte Médecin de Béfançon.

Il ne me refte plus qu'à prier Mr. Thiery de donner fes confeils falutaires, pour préferver des fuites funeftes d'un remède auffi dangereux ceux qui antérieurement à fa fçavante differtation ont eu l'imprudence de s'y livrer ; la bonne fanté dont je jouis me raffure à peine, je tremble pour les fuites dont il ménace, & je commence à être difpofé à conclure des mauvais effets de cette Poudre maudite, par les guérifons furprénantes qu'elle opére contradictoirement aux aphorifmes admis par la Faculté ; je tremble qu'il n'y ait de la diablerie là-deffous ; je vais confulter quelque Théologien pour fçavoir s'il n'y auroit pas un peu de pacte pour produire toutes ces merveilles.

Eft-il poffible qu'un homme que j'ai toûjours regardé comme un honnête homme & plein d'humanité, qui même dans fa derniere Lettre que j'ai reçue à Wefel en datte du 21. Avril dernier, m'offre de m'envoyer *gratis* de fes Poudres pour des foldats & des pauvres qui n'ont pas le moyen de fe procurer ce remède ; eſt-il poſſible, dis-je ; que ſon objet ſoit de détruire l'humanité ; cela doit-il paroître probable ; cette façon de penſer noble & généreuſe n'eſt-elle que pour ſéduire & voiler les deſſeins odieux d'empoiſonner ſon monde en épaiſſiſſant la langue, & conduire au tombeau avec les entrailles calcinées.

Les guériſons que j'ai vû opérer ſur un nombre infini de perſonnes attaquées, les unes de maladies aigues, les autres de chroniques, ne ſont-elles donc que fantaſtiques ? ſeroit-ce encore une illuſion que celle d'un ſoldat dont le Bataillon a été témoin dans le mois dernier, qui, par le moyen de huit priſes de ces Poudres, a été guéri, tout en faiſant route, d'une pleuréſie, point de côté, fluxion de poitrine, & crachement de ſang accompagné de fiévre ardente ? je m'y perds. Il faut convenir que ſi Mr. Ailhaud n'eſt pas un bon Médecin, il doit être regardé comme un grand Magicien.

Au reſte, le certificat de Mr. le Curé, eſt moins une preuve du venin cauſtique & mortel des Poudres, que de la foi aveugle qu'il a, ainſi que moi, aux rares connoiſſances & à l'exacte probité de Mr. Thiery. J'ai l'honneur d'être, &c.

Signé, *Ruſſy*, Lieutenant-Colonel du Corps Royal de l'Artillerie, Bataillon de Chabrié.

A Valenciennes, ce 10. *Juillet* 1758.

Tous ceux qui lurent cette Lettre dans le Mercure, revinrent en faveur de la Poudre purgative de Mr. *Ailhaud*, dont le débit fut infiniment plus rapide. Ainſi Mr. *Thiery* en a le démenti lui - même de la part du public.

Je joins encore à ceci ma Lettre à Mr. Rouch Apoticaire à Limoux bas Languedoc.

A Monsieur Rouch.

4. Novembre 1758.

J'Ai lû avec une extrême surprise dans le Mercure d'Octobre 1758. que, selon vous, la Poudre purgative de Mr. *Ailhaud* n'est autre chose que la tithymale séchée & mise en poudre : vous observez que la tithymale est acre, corrosive, ulcérative, qu'elle excite des vomissemens & des cours de ventre, & que c'est-là proprement l'effet que produit la Poudre de Mr. *Ailhaud*, &c.

Certainement, Monsieur, la tithymale n'entre pas dans la composition de la Poudre de Mr. *Ailhaud*, ou ayez la bonté de m'expliquer comment il se peut faire, (car je ne lui ai jamais vû produire de tels effets.)

1°. Que Mad. *la Bonde* Sœur de l'Hôpital Général de St. Louis à Caën ait été guérie de ses vomissemens en 1748. par la Poudre purgative de Mr. *Ailhaud* pag. 116.

2°. Que Mad. *Ste. Therese* ma Sœur Maîtresse des novices du Prieuré Royal de St. Jacques au petit Andely, ait aussi été guérie en 1749. des vomissemens, dévoyemens, fiévre lente, & insomnies extraordinaires pendant trois ans par la Poudre de Monsieur *Ailhaud* pag. 125.

3°. Que Mr. *Gaugin* Curé de Vitrole près Baune en 1750. ait été guéri de vomissemens & d'insomnies par la Poudre purgative de Mr. *Ailhaud* pag. 134.

Voyez les pages 136. 184. 206. & 216. de ſon recueil des guériſons imprimé à la fin de ſon Traité de l'origine des maladies ; ſi vous ne l'avez pas, marquez-moi par qui je pourrois vous l'envoyer, je ne tarderai pas de vous ſatisfaire.

Si la tithymale eſt auſſi acre, corroſive, & ulcérative que vous le dites, Monſieur, & capable de produire les vomiſſemens & cours de ventre, &c. il eſt certain que vous vous êtes lourdement trompé ; elle n'entre abſolument pas dans la compoſition de la Poudre purgative de Mr. *Ailhaud*, laquelle, par ſa douceur, les arrête & les guérit radicalement ; j'en ai l'expérience par moi-même dez 1743. J'étois à Biville près Toſte entre Rouen & Dieppe, j'y fus attaqué de la dyſſenterie qui y regnoit, j'avalai une priſe de Poudre, & je fus guéri ſur le champ ; mais ſi guéri que je ne l'ai point eû depuis.

Sentez donc, s'il vous plait, Monſieur, combien votre jugement eſt précipité, combien encore votre décompoſition eſt fauſſe par toutes les guériſons que je vous propoſe ; il en ſera de votre analyſe comme de celles d'un docte Médecin de Beſançon, & de Mr. *Thiery* Regent de la Faculté de Médecine de Paris. Le premier dit, que le *ſublimé corroſif* en eſt la baſe ; vous la tithymale : Mr. *Thieri* attend le printems pour prononcer.

Pour moi je ſuis certain que Mr. *Geoffroi* célébre Apoticaire de Paris n'áyant pû trouver par ſa décompoſition ce qu'elle renferme, ni les uns ni les autres ne pourrez jamais y parvenir.

Vous aſſurez que l'excellent chocolat calciné lui fert de déguifement pour la brunir, un jeune Chirurgien de Paris nommé *Marges* mon ami, habile garçon, me dit que c'eft le miel blanc calciné, Monfieur *Thiery* affûre que c'eft un remède purement réfineux ; que croire ? qu'il guérit toutes les maladies fans corroder ou ulcérer le velouté ni de l'eftomac ni des inteftins.

Il y a feize ans que je n'ufe point d'autre remède quelque accident qu'il m'arrive. Je me porte au parfait : j'ai un teint de lys & de rofes, un appetit charmant, un fommeil tranquille, peu m'importe que ce foit ou réfine , ou tithymale , ou fublimé corrofif; ce qui me chagrine, c'eft de voir les hommes fe dévorer par la jaloufie qui fera la gloire de l'Auteur de la Poudre purgative. Je fuis fincérement.

F. FELIX, *ancien Prieur des Auguftins réformés du Couvent Royal , près la Place des Victoires.*

Tout ceci n'eft-il pas plus que très confirmatif de ma démonftration & de ma conviction fur la certitude du *fyftéme* de Monfieur *Ailhaud* par l'expérience journaliere des opérations de fa Poudre purgative ? je le demande à tout homme impartial, judicieux, prudent, expérimenté ; en foi de quoi je figne comme ci-deffus.

F. FELIX, *ancien Prieur des Auguftins réformés du Couvent Royal , près la Place des Victoires.*

A Paris le 23. *Décembre* 1758.

LETTRES
ADDRESSÉES
A MONSIEUR AILHAUD.

On trouvera à la tête de chacune le nom des Maladies guéries dont elle fera mention.

FAUSSES COUCHES.
PERTE DE LA VUE.

JE ne peux vous témoigner la réconnoissance & l'obligation que je vous ai, au sujet de vos Poudres purgatives que vous avez ordonné à ma femme de prendre au cas qu'elle vint grosse, & d'en prendre pendant les six premiers mois de sa grossesse; tout a été exécuté & elle a accouché d'un garçon le 16. du mois de Septembre dernier. Vous vous souvenez sans doute, Monsieur, que le 8. du mois d'Avril 1753. que ma femme fit une si mauvaise couche, ayant été six jours & six nuits en mal d'enfant & cinq jours aveugle, & ayant été pendant six mois tous les jours en crainte de mort; & en conséquence de sa mauvaise santé & de sa mauvaise couche, j'eus l'honneur de vous écrire au mois de Septembre de la même année, où vous me fites réponse que si ma femme venoit grosse il falloit qu'el

le fit ufage de vos Poudres purgatives ; c'eft
ce qu'elle a exécuté aujourd'hui , & elle n'a
pas été faignée aucunement pendant fa grof-
feffe quoique les Médecins & Chirurgiens
le vouluffent : toutes les peines qu'elle a eu
n'ont fait aucune impreffion fur fon enfant
comme à toutes fes autres groffeffes qui l'ont
toûjours faite bleffer pendant cinq fois de
fuite : j'attribue cette heureufe couche à l'u-
fage de vos Poudres , &c.

Signé , *De la badie.*

A Maille près de faint Maixant ce 9. *Novembre* 1754.

Tremblement.   *Grumeaux de fang.*
Douleurs aux Reins.   *Dégoût.*

PErfonne ne rend plus de juftice que moi
aux bons effets de votre Poudre. Un
de mes amis s'eft guéri d'un tremblement à
la main & d'une fraicheur aux jambes avec
deux demi prifes.

Un Capitaine negrier de cette Ville eft
revenu , il y a quatre mois , de la Côte de
Guinée avec une fi grande douleur aux reins ,
qu'il en étoit tout courbé. Votre Poudre
dont il fait ufage lui a fait rendre quantité
de grumeaux de fang : le malade en a pris
cinq prifes dans dix jours , il n'eft plus courbé , il marche affez facilement , il a meilleur appetit ; mais comme il eft martyr de la
goute , il continue à en prendre , il ne prend
qu'une feule prife qui le purge affez bien.
Voilà du miraculeux , &c.

Signé , *Guiton* -chez Mr. Lieutaud de
Trois-Ville à la foffe.

A Nantes le 7. *Novembre* 1754.

Rhumatifme.   *Paralyfie.*
Goûte.   *Vapeurs convulfives.*
Regles fuprimées.

J'Ai eu l'honneur de vous mander le bien prodigieux que m'a fait votre Poudre. Vous fçavez que j'étois rongé de Rhumatifme & d'attaque de vraye goute dans l'état de ma meilleure fanté ; fi mon chapeau tomboit, il falloit que je miffe un genou à terre pour le ramaffer, ne pouvant pas plier les reins depuis plus de quinze ans, & graces à votre Poudre je n'ai plus aucunes douleurs, & fi j'étois encore de profeffion à faire l'exercice, je ramafferois fort bien mes armes fans plier le jarret comme à dix-huit ans, quoique j'en aye cinquante-huit. Mais, Monfieur, permettez-moi de vous confulter pour une de mes niéces âgée d'environ vingt-cinq ans. Je fus la voir l'année derniere chez fon Père en baffe Normandie, je la trouvai dans un état affreux, l'eftomac totalement abîmé, n'ayant encore jamais pû avoir fes regles, perclue & fans aucun mouvement de la ceinture en bas, & attaquée très-fréquemment de vapeurs convulfives qui la mettoient à la mort. Tous les meilleurs Médecins de Caën & de Bayeux ont été confultés, & l'ont médicamentée inutilement ; tous les Médecins de Paris ont été confultés, ont donné des ordonnances & ont été fuivies fans nul effet : la trouvant dans cet état, je déterminai mon Frère à la mettre dans le regime de votre Poudre. Peu à peu elle s'eft trouvée mieux & enfin tout - à - fait guérie , au point qu'elle fait fort bien des promenades de trois à quatre lieuës à pied, &c.

Signé, Le Commandeur *de la Cour.*
Par Paris. A Triel le 10. *Janvier* 1755.

Grosseur. **Toux ancienne.**
Douleur de tête habituelle.

PAr votre Lettre du 4. Février 1754. vous ordonnez , Monsieur , à Madame de Chassincour de prendre une prise de votre Poudre tous les cinq jours pendant deux mois. Par celle du 7. Mai suivant vous approuvez qu'elle continue tous les cinq jours tant que besoin sera ; elle a continué pendant trois mois & demi sans pouvoir gagner un jour toûjours avec des évacuations considérables en bile jaune , noire , & souvent des glaires qui ressemblent à des morceaux de chair. Toutes les ordures qui lui sont sorties de son corps ne se comprenent pas, les évacuations sont aussi abondantes que dans les premiers tems : elle en a pris jusques à ce jour cinquante-deux prises, & cinq qu'elle avoit prises avant l'hyver dernier dont elle interrompit l'usage à cause de l'accident qu'elle eut le jour de Noël qui fut le sujet de la Lettre que je vous écrivis en ce tems-là. Les grosseurs qui se formerent alors aux deux côtés de l'estomac & en dedans se font toûjours sentir ; après l'évacuation elles diminuent, & les picotemens & les douleurs ordinaires sont bien moins considérables. J'espérois que cela ne seroit pas si long , & cette

D v

efpérance m'a fait reculer jufqu'à ce jour à
vous écrire ; premiérement pour vous dire
tout le bien que votre Poudre mérite, car
Madame de Chaffincour, malgré le travail
continuel de tant d'évacuations, fe porte beaucoup mieux qu'elle n'a fait depuis vingt
ans, eft de bonne chair & beaucoup trop
graffe ; fecondement pour vous demander de
nouveau votre avis pour la continuation de
vos Poudres, car il eft bien fûr qu'elle n'en
difcontinuera pas l'ufage & qu'elle ne fera
point d'autres remèdes : l'effet admirable
qu'elles lui ont fait ont déterminé plufieurs
perfonnes de ce pays à s'en fervir & toutes
s'en trouvent fort bien. La douleur de tête
habituelle que Madame de Chaffincour a eu
depuis fon enfance avec un feu violent , eft
beaucoup diminuée , & c'eft très peu de
chofe aujourd'hui. Depuis deux mois il lui
eft forti de la tête en fe mouchant des morceaux de peau racornis comme des vieux par-
chemins , lefquels on a beaucoup de peine à
percer avec une épingle , grands comme
des piéces de fix fols ; il y a des jours où il
en eft forti jufqu'à fix morceaux & tôûjours
à force de tabac & de fe moucher. Cela di-
minue depuis quinze jours. Je crois , Monfieur , que voilà un des effets le plus furprenant de votre Poudre.

Pour vous dire quelque chofe de moi , j'ai
continué, comme vous me marquiez de le faire pour achever de déraciner une vieille toux,
de prendre de tems à autre une prife de votre
Poudre , la toux eft finie depuis le mois
de Juillet , & je me fuis fort bien porté. Dans
toutes les occafions qui font affez communes ,
je foutiens que votre Poudre eft le meilleur

de tous les remèdes ; & cela parce que je le crois de même, & me propose bien fortement de ne plus prendre d'autres remèdes, &c.

Signé, *Chassincour.*

A Moulins le 28. Janvier 1755.

Phtisie.

VOus serez bien aise d'apprendre que votre Poudre a guéri près d'ici un homme attaqué depuis long-tems d'une phtisie & qu'il se porte à merveille, &c.

Signé, *Saint Luc*, Curé de Simbours par Toulouse & Mirande à Marciac.

A Simbours, le 26. Février 1755.

Maigreur.   *Mélancolie.*
Dégoût.   *Hémorroïdes.*
Langueur.   *Fiévre.*

MOnsieur l'Abbé de la Greze mon intime ami, lors Archidiacre de l'Eglise Cathédrale d'Agen & aujourd'hui Curé d'Aiguillon, étoit malade depuis bien long-tems & tomboit dans un amaîgrissement, une langueur & une mélancolie extrêmes ; on lui ordonna l'usage du lait qu'il ne prit pas à la vérité avec assez de précaution ; les hémorroïdes auxquelles il étoit sujet, même dans sa bonne santé couloient jusques à l'épuiser, & au lieu d'un retour périodique elles étoient un tems considérable sans paroître : c'est dans ce dernier état qu'il se trouva anéanti tout à

D vj

coup, & qu'on le crut perdu fans reffource ; je courus à lui , le trouvai au lit avec beaucoup de fiévre , de la fermeté toutefois , car il en a beaucoup , & il envifageoit la mort fans la craindre. Je me fervis de l'autorité que donne une ancienne amitié pour le forcer , en quelque forte , à prendre de vos Poudres dont je lui donnai fix prifes qui me reftoient ; à la premiere il rendit des grumeaux de fang caillé , noirs & infects ; elle l'abbatit beaucoup : la feconde qu'il prit le lendemain lui rendit fes forces , il fufpendit deux jours , & prit à peu près fous le même intervalle les autres quatre. Je vous écrivis , Monfieur, fon état ou à Monfieur votre Père (c'étoit en l'année 1752.) & vous demandai je ne fçai plus quelle quantité de Poudre pour lui, vous me les envoyates avec votre avis , il les prit fous des intervalles fort courts d'une prife à l'autre , j'abrége beaucoup ; il en prit quatre-vingt prifes en moins de fix mois pendant lefquels il alloit toûjours de mieux en mieux , & plus de cent cinquante en un an & demi. Enfin il fe porte très bien : il me difoit à ma campagne , il n'y a pas long tems, que quand il fe fent quelque embarras , une péfanteur , un dégoût , &c. il fe fervoit de vos Poudres , & que contre l'effet ordinaire de tous les autres remèdes , il fe fentoit le jour même plus fort & plus vigoureux; il m'ajouta qu'il mourroit quand il plairoit à Dieu , mais que tant qu'il feroit fur la terre il ne prendroit jamais d'autre remède. Voilà , Monfieur, ce que je vous attefte avec toute la fincérité dont je fais profeffion , &c.

Signé, *le Comte de Cadrieu.*

A Agen le 3. Avril 1755.

Maux de tête.   *Insomnie.*
Abcès.   *Chaleurs.*
Dégoût.

PUisque je me suis servie avec grande bé-
nédiction de Dieu de vos Poudres excellentes près de neuf mois, ensuite selon que
vous aviez eu la bonté de me prescrire les
trois premiers mois, je les pris tous les troi-
siémes jours, après quoi tous les cinquiémes
jours, & présentement je continue encore
tous les huitiémes jours d'en prendre pour
mon mal qui commence par la grace du tout-
puissant à diminuer beaucoup, mais non pas
encore à cesser entiérement : c'est dequoi
j'ai voulu vous faire part, Monsieur, que je
me suis servie de votre remède avec succès,
ce que je puis avoir l'honneur de vous assû-
rer, & témoigner beaucoup de réconnoissance : je vous dirai encore, Monsieur, que je
me trouve vraiment soulagée après cette cure, car je n'ai plus de si grands maux de tête
comme auparavant, ni les accidens avec autant de fureur, ayant réû depuis que je me
sers de vos Poudres plusieurs abcès au-dessus
de la tête, d'où il sort continuellement de
l'eau. Au commencement il en sortit beaucoup de matière & du sang, mais à présent
plus, car d'abord le jour d'après que j'avois
pris les Poudres, cela s'ouvroit & démangeoit
horriblement, & depuis ce tems, graces à
Dieu, je me trouve soulagée du mal de tête dont j'ai souffert autrefois furieusement
toûjours à un côté, ou à la droite, ou à la gauche. J'ai gagné encore par votre excellent

remède l'appetit & le repos la nuit, ce qui
ſeul m'encourage beaucoup à pourſuivre de
prendre vos Poudres, parce qu'autrefois je
mangeois fort peu, ſans appetit, & ne pouvois
point dormir la nuit ni le jour ; j'ai eû toûjours des grandes inquiétudes & chaleurs la
nuit, mais à préſent point, &c.

Signée, *Antoinette Comteſſe de Schaum-*
bourg - Lippe - Stemberg.

A Walloé le 6. Juin 1755.

Friſel.	*Rhume.*
Maux de tête.	*Point dans le dos.*
Ulcéres.	*Crachement de ſang.*
Inſomnie.	

JE ne crois pas qu'entre le grand nombre
de perſonnes qui ſe ſervent de vos Poudres, il ne ſe trouve perſonne plus opiniâtre
que je la ſuis pour les continuer. Il faut que
je leur rende juſtice en diſant que celles que
j'ai pris m'ont fait grand bien, quoique je ne
ſois pas tout à fait remiſe, mais j'y ai une
pleine confiance qu'elles peuvent me rétablir
tout-à-fait. Je prens de vos Poudres depuis
près de cinq années : il y a neuf ans que
j'ai eu le friſel ; cette maladie qui a été la premiere de ma vie, m'avoit laiſſé pluſieurs incommodités, la principale des furieux maux
de tête à perdre mes penſées ; point de ſommeil. Depuis la nuque du col & par toute la
tête, j'avois des petits ulcéres d'où ſortoient
ſang & matière, ce qui ſe répandoit dans le
viſage & ſur tout au nez, & je ne pouvois
me moucher. J'ai pris beaucoup de médeci-

nes & en mineraux, rien ne vouloit m'aider ; j'entendis parler de vos Poudres , je pris la réfolution d'en prendre d'abord de fuite cinq prifes lefquelles me firent voir que c'étoit une corruption terrible que j'avois dans mon fang, & que ma tête étoit remplie d'humeurs: mon mal de tête paſſa, je repris le fommeil , je fentois travailler les Poudres depuis la tête juſqu'aux pieds ; je pris un gros rhume de cerveau & de poitrine lequel dura près d'une année , & je rendois des vilenies terribles ; quand mon rhume s'arrêtoit , je prenois des points dans le dos : alors je prenois deux , trois Poudres , lefquelles me foulageoient pour une quinzaine de jours , quelquefois plus ou moins de tems , mais toûjous je fentois qu'elles me faifoient du bien , & m'ont guérie de pluſieurs petites incommodités , comme du crachement de fang. A préfent les humeurs me tombent de la tête dans la poitrine, ce qui me fait touſſer & cracher des flegmes en quantité & principalement dans la nuit que j'entre en fueur , ce qui m'ôte toutes mes forces , &c.

Signée , *Decordier* , Demoifelle d'honneur de fon Alteſſe Séréniſſime Madame la Princeſſe Douairiere de Schaumbourg-Lippe née Princeſſe de Naſſau Ligen.

A Stadthagen le 25. *Juin* 1755.

Paralyfie.

AYant entendu parler de vos Poudres merveilleufes par un Religieux nommé Dom Louis Boullai BénédiΩin de la Congrégation de S. Maur qui m'a assuré avoir été guéri radicalement d'une Paralysie totale de ses membres par le moyen de vos Poudres, ce que j'ai d'autant moins peine à croire, que je l'avois vû fort hypothequé de ses membres en passant par chez moi le 28. Décembre 1754. & que je le trouve fort vigoureux ce jourd'hui 22. Août 1755. qu'il m'est venu voir, &c.

Signé, *Morel de Bennetot* en sa Terre proche Fauville en Caux.

A Bennetot proche Fauville en Caux le 22. Août 1755.

Pleurésie.   *Flux.*

JE n'oublierai pas de vous dire qu'avec votre Poudre j'ai guéri deux personnes qui avoient des Pleurésies & dont on n'attendoit que la mort, & que beaucoup d'autres à qui j'en ai donné s'en sont très bien trouvées sur-tout pour des flux, &c.

Signé, *Mollerat* Me. de la Forge de Verderat à Charolles par Dijon.

A Charolles le 4. Octobre 1755.

Goute.   *Fluxion aux yeux.*
Mal de tête.   *Fièvre tierce.*
Asthme.

IL y a environ six ans que je me trouvai atteint d'une douleur fixe au nœud du gros doigt de mon pied gauche, & par les simptômes de mon mal les Médecins déciderent d'abord que c'étoit la goute. Informé de la bonne rénommée de vos Poudres, j'eus l'honneur de vous confulter de Nice en Août 1755. & le 2. Septembre fuivant vous me fites celui de répondre à ma lettre en me confirmant que j'étois réellement au cas des gouteux. Et pour prévenir les fuites de ce mal & en couper la racine, vous me confeillates l'ufage de vos Poudres, fçavoir : pendant deux mois, une prife tous les cinq jours ; & pendant trois mois enfuite une prife tous les huit jours. Au lieu de fuivre cette ordonnance je m'en tins à fix prifes feulement que j'avala en huit jours & qui me rendirent ma premiere fanté, & dès lors je préfumai que je pouvois m'en tenir là, dans la réfolution pourtant de me purger une fois tous les trois mois, ce que j'ai toûjours exactement exécuté jufques en Août 1754. que je fus réattaqué comme la premiere fois à mon retour de Beaucaire où j'avois beaucoup fatigué : fix à fept prifes me tirerent encore d'affaires. Enfin, m'en tenant à ma premiere route, j'ai toûjours négligé de faire ce que vous m'aviez prefcrit, & c'eft à ma négligence que j'attribue aujourd'hui ma rechûte au même mal dont je viens d'effuyer des plus vives fécouffes que les premieres ; voici dequoi il s'agit : le premier jour de cette courante année, je fus faire quelque vifite l'après dîné, le tems étoit fort vif, & je me retirai chez moi avec mal de tête ; le lendemain au matin je me trouvai faifi d'une violente fluxion aux yeux, je pris fur le champ une prife, au bout de quatre jours une autre, & une troifiéme huit jours après ; celle-ci m'ôta ma fluxion, mais en même tems elle

me réveilla ma goute au même doigt du pied.
La douleur devint très-vive, & je la calmai
par une prise que je pris, & par une autre
que je réïterai six heures après ; je me sentis
tout-à-fait soulagé, & après avoir dormi
quelques heures, je pris une nouvelle prise
laquelle en me guérissant du pied me fit naître au haut & au bas de la cheville de mon
pied droit un pressentiment d'une autre douleur fixe que je n'avois encore ressenti jusqu'aujourd'hui ; de façon que ma confiance
inviolable en votre remède, auquel je serai
toute ma vie dévoué à cause de sa benignité
& de ses incomparables vertus, faisoit que
je supportois plus constamment ma douleur,
par le doux espoir qu'en le réïtérant sans
crainte, & dans la règle que prescrit votre
Livre, on ne peut manquer avec un peu de
tems & de patience de donner la fuite aux
humeurs corrompues dont l'infection est l'u-
nique cause de nos maux, c'est ce que je
viens d'éprouver, graces au Ciel & à votre
Poudre que je ne cesse de publier miracu-
leuse. Je suis depuis environ trois semaines
à la douziéme prise bien rétabli de toutes
mes douleurs, à quelques engourdissemens
près aux parties qui ont souffert.

J'oubliois de vous faire observer que les
douze prises susdites m'ont procuré au delà
de soixante évacuations de glaires & de pour-
ritures, & que la derniere prise m'a fait rendre des matiéres d'une odeur insuportable.

Je ne dois pas omettre non plus que huit
prises de votre Poudre guérirent radicalement mon épouse des fiévres tierces qui se
déclarerent le 6. Août 1754. le lendemain
du jour de son accouchement d'une fille. Son

Médecin étoit fort embarraffé pour la tirer de cette facheufe pofition , il comprit cependant par les changemens de cette fiévre , que votre Poudre rendoit errante & inconftante , qu'il y avoit quelque chofe fur le tapis : je foutins pourtant que c'étoit l'effet de fes remèdes , dont on n'ufoit du tout point , il le crût & je le laiffai dans cette erreur. Votre Poudre a tiré trois fois des bras de la mort une Grand - Mere que j'ai auprès de moi , âgée de quatre-vingts ans & beaucoup fatiguée de l'afthme ; enfin je n'ai d'autre Pharmacie au monde que la vôtre , & je n'aurai jamais recours ailleurs qu'à vous , Monfieur , & à vos bons confeils. Heureux celui qui connoit votre remède & qui y a toute la confiance qu'il mérite , &c.

Signé , *Gravier* , Négociant affocié de Mr. Clerico près les grands Auguftins.

A Marfeille le 13. *Fevrier* 1756.

Mal d'eftomac.

VOtre Poudre commence à être bien en vogue dans ces quartiers , & j'en ai donné moi-même huit prifes à une Sœur de charité qui l'ont guérie d'un mal d'eftomac qu'elle avoit depuis cinq ou fix ans : elle en étoit fi incommodée qu'elle ne pouvoit retenir aucune nourriture , le fait eft conftant , & j'en fuis témoin oculaire. Adieu refpectable Bienfaiteur du genre humain , foyez beni de Dieu , &c.

Signé , *L'Haridon du Traufcoat* , Curé de Grand-Champ proche Alençon , en Normandie.

A Alençon le 20. *Fevrier* 1756.

Dégoût.   *Insomnie.*
Vomissement.

ETant grosse de huit mois, je fus attaquée, Monsieur, d'un vomissement qui
me dura deux heures; les matières que je
rendois étoient de toutes les couleurs, je me
sentois dans l'estomac un feu insuportable;
fatiguée des efforts que j'avois été obligée
de faire malgré l'eau tiéde que je prenois,
je me mis au lit à quatre heures du soir;
mais un moment après ce fut à recommencer. Cette seconde attaque dura autant que
la premiere; le Médecin fut appellé, mais
comme au moment qu'il arriva j'étois tranquille, il m'exhorta à la patience, parcequ'il
crût que c'étoit une incommodité ordinaire
à la grossesse.

L'heure du soupé étant arrivée, mon mari
pria le Médecin de rester avec lui; & pour
me tenir compagnie ces Mrs. firent mettre
le couvert dans ma chambre : on m'apporta
un ris que je vis arriver avec grand plaisir,
& je fus très surprise malgré mon appetit de
ne pouvoir en manger : la premiere cuillerée
que je voulus avaler raluma le feu de mon
estomac, & il me fut impossible de continuer;
je voulus essayer quelqu'autre chose, mais
tout, jusqu'à un verre d'eau froide fit le même effet. Cependant j'aurois pris patience si
le vomissement n'avoit recommencé sur les dix
heures du soir; alors le Médecin voyant que
la chose étoit plus sérieuse qu'il n'avoit d'a-
bord pensé me fit saigner tout de suite.

Je passai une très mauvaise nuit dans laquelle je vomis cinq ou six fois , toûjours par la toux & les efforts que m'occasionnoit le feu de mon estomac , car d'ailleurs je n'y sentois point d'autre mal ; on me ressaigna le matin, le soir & le lendemain encore. On exprimoit du citron dans tout ce qu'on essayoit de me faire prendre , comme ptisanne de poulets & beaucoup d'autres drogues qui furent inutiles. Rien ne pouvoit rester dans mon estomac , & je vomissois quatre à cinq fois par jour & autant la nuit. Enfin , Monsieur , je demeurai vingt-deux jours dans ce triste état ; tous les gens de bien de cette ville faisoient des vœux au Ciel pour moi , & pour que mon enfant reçût le baptême ; entre autres on fit une neuvaine à St. François Regis, & je promis que si j'accouchois d'un garçon il porteroit son nom : c'est sans doute à sa puissante protection que je dois l'idée & le courage que j'eus de prendre votre Poudre sans consulter personne.

Le jour que je la pris je fus six fois à la selle sans colique ni tranchée ; je mangeois avec facilité sans ressentir le feu de mon estomac , & je ne vomis qu'une fois dans la nuit ; & point du tout le jour.

Le lendemain je dis à mon Médecin que j'avois pris votre Poudre & l'effet que j'en avois ressenti ; il en fut très surpris , & me dit qu'il étoit charmé que je l'eus prise sans le consulter, parce que ne la connoissant pas il n'auroit pû me l'ordonner, mais qu'il me conseilloit d'en prendre davantage puisque je m'en trouvois si bien : j'en pris encore trois prises ; je mettois deux jours d'intervalle de l'une à l'autre , à la seconde & à la troisiéme je ne vomissois que le lendemain , & à la

quatriéme le vomissement cessa tout - à - fait ;
pendant ce tems je mangeois & dormois
bien , je repris des forces , & enfin trois
jours après la derniere prise j'accouchai le
plus heureusement du monde. Je repris par
précaution une prise de votre Poudre le
quinziéme & le quarantiéme jour, & depuis
ce tems mon fils & moi, nous nous sommes
toûjours très-bien portés , &c.

Signée, *La Croix de Montalet d'Alais ;*
au Chateau à Alais.

A Alais ce 28. Mars 1756.

Pleurésie.　　　　*Convulsions.*
Fiévre maligne.　　*Transport.*

J'Ai tant de confiance en votre remède , &
tant de raisons d'en avoir, que je ne cesse
d'en recommander l'usage non seulement à
mes amis , mais même aux personnes qui me
sont indifférentes , persuadé par des expériences mille & mille fois réïtérées de sa bénignité & de son efficacité pour détruire les embarras & mauvais levains qui troublent le
cours ordinaire du sang & des autres liqueurs,
& le jeu naturel des solides. Je puis vous en
citer un exemple tout nouveau qui s'est opéré
sous mes yeux. Un jeune homme d'environ
dix-huit ans s'est trouvé pris d'une pleurésie
& d'une fiévre maligne. Son pere qui est de
mes amis lui fit prendre en deux jours deux
prises de vos Poudres qui parurent calmer
son mal , ou pour parler plus précisément,
suspendirent des convulsions violentes qu'il
avoit dans tous les nerfs ; cependant ce
mieux apparent ne guérit point les inquié-

tudes de fa mere , & elle força fon mari d'envoyer chercher un Chirurgien qui paffe pour
habile dans fon art , & qui à fon arrivée le
faigna. Cela fe paffa fur les dix à onze heures
du matin. Sur le foir la fiévre redoubla avec
violence ainfi que les convulfions avec un
tranfport au cerveau : il fe paffa encore un
jour ou deux , où l'on fe contenta de lui donner du petit lait. J'arrivai ce jour là de la campagne , & fus voir le pere à qui je confeillai de donner à fon fils une prife & demie de
vos Poudres , attendu la néceffité de faire
une évacuation prompte & copieufe : pendant l'évacuation il fe trouva un peu mieux ;
fa tête dégagée fit qu'on profita de cet intervalle pour le confeffer & lui adminiftrer les
Sacremens de l'Eglife , car on comptoit qu'il
ne pafferoit pas la nuit ; je fis ce que je pus
pour déterminer la mere de donner encore à
fon fils de vos Poudres , il n'y eut pas moyen. Cependant le fur-lendemain fon père
lui en donna encore une prife & demie qui
lui procura une évacuation confidérable par
en bas avec une fueur violente ; alors les
fymptômes les plus effrayans difparurent en
partie. On a continué votre remède , quoiqu'avec des intervalles trop éloignés , jufqu'à
neuf prifes, & le malade eft entiérement hors
d'affaire ; mais je fuis convaincu que fi j'euffe
été près de lui & le maître de le conduire ,
la maladie n'eut pas fait tant de progrès , &
eut été guérie avec plus de céiérité , &c.

Signé , *Ruffy* , Capitaine du Corps Royal de l'Artillerie & du génie.

'A Strasbourg ce 21. *Juillet* 1756.

Vapeurs.	*Crachement de sang.*
Palpitation.	*Fiévre continue.*
Pleuréfie.	*Délire.*
Coliques.	*Petite Vérole.*
Hémorroïdes.	*Accouchement.*
Dyffenterie.	*Diarrhée.*
Fiévre putride.	*Dégoût.*

IL y eût trois ans le 7. Mars dernier que je vous écrivis la trifte fituation où j'étois, que je ne décrirai pas ici, parce qu'elle étoit la même que celle de Mr. de Marteville, amplement détaillée dans le livre que vous donnez au public, elle étoit même plus affligeante, car je ne pouvois plus voir perfonne fans des inquiétudes & des efforts extrêmement violens ; & depuis un an, lorfque je voulois parler dans quelques circonftances que ce fut, je fouffrois une augmentation de palpitation fi preffée, que je pouvois à peine prononcer un mot fans tirer avec effort du fond des entrailles un leger fouffle pour en articuler affez mal la derniere partie. Je n'affiftois plus aux offices, & fi quelques fois je me furmontois pour aller au chœur, je fouffrois extrêmement & ne pouvois rien chanter. Les Médecins m'avoient traité pendant trois ans, pendant lefquels ils n'épargnerent rien pour me donner la guérifon. Tout fut mis en ufage, faignées au bras & aux pieds répetées fans nombre, purgations de jour & de nuit, opiate, vomitif, eaux naturelles, eaux minérales, chaudes & froides à différentes faifons, bains domeftiques, bouillons rafraichiffans, lait, laits coupés & calibés, &

tant

tant d'autres remèdes toûjours recommencés ,
toûjours inutiles , & je crois augmentant toûjours mes maux. Quelle trifte vie pour un
homme de trente-huit ans, vif, & d'une bonne conftitution ; enfin , après avoir paffé les
derniers huit mois de l'année 1753. & celui
de Janvier fuivant dans l'état le plus pitoyable , je réfolus d'abandonner les Médecins ,
& de me livrer entre les mains des Chirurgiens. Je partis pour Lyon où la Chirurgie
brille , dans le deffein d'en affembler un bon
nombre & de fuivre tout ce qu'ils croiroient
pouvoir me prefcrire , non que je me flatta
de récouvrer la fanté , mais bien plutôt de
trouver la mort que je ne pouvois me donner autrement fans être criminel. Par la mi-
féricorde divine , ceux chez qui j'allai les premiers , ne fe trouverent pas chez eux , j'avois
été chez trois. En attendant les heures qu'on
m'avoit dit d'y retourner , je m'amufai heureufement devant la boutique d'un vendeur
de vieux livres , dans laquelle je trouvai le
vôtre. La premiere Lettre fur laquelle je tombai, fut celle où Mr. de Marteville vous
détaille fes maux & fes remèdes : je m'y re-
connus , j'y remarquai les mêmes traitemens
jtentés auffi inutilement fur lui que fur moi ,
'achetai le livre , je le lus en entier , mais
après l'avoir lû , je ne fçavois à quoi me
déterminer. Je n'y trouvai point de lettres
de Lyon , j'avois envie de parler à quelqu'un
qui eut ufé de votre Poudre , je craignois
de trouver quelqu'un qui m'en dit du mal ,
je me ferois même défié de qui m'en auroit
dit du bien : enfin après bien des irréfolutions,
effet fâcheux de mon trifte état , j'achetai
chez Mr. Peipin foixante prifes de votre re-

mède , & fans parler à aucun Chirurgien ; je partis de Lyon & j'arrivai chez moi le dernier Février. Le lendemain 1. Mars , j'en pris en tremblant la premiere prife ; mais je n'eus que la peur , car elle me purgea beaucoup & fi doucement que je ne fentis jamais le moindre picotement. Toutes mes inquiétudes fur ce remède s'évanouirent tout d'un coup , & je me fentis très encouragé de continuer , ce qui me fut une excellente précaution : je continuois donc tous les jours , mais que d'obftacles j'eus à vaincre ; mes parens , mes confrères , tous ceux en un mot qui s'interéffoient à mon état tâchoient de m'en détourner , car jufques alors on n'avoit point entendu parler ici de votre Poudre , & on ne pouvoit fe perfuader qu'un remède annoncé comme vous annoncez le vôtre , put trouver créance parmi des gens qui penfent. Cependant on eut bien-tôt des nouvelles à m'en dire ; ici c'étoit un Avocat qu'une feule prife avoit jetté dans un danger extrême de mort , là un autre en avoit été tué, ailleurs un Prieur ne pouvoit fe remettre depuis un an de fes effets terribles , là une femme en avoit pris des convulfions effroyables , & tant d'autres encore plus mal traités ; on alla même jufqu'à fixer le jour de ma mort , tant on étoit affuré des mauvais effets qu'elle ne pouvoit que produire. Tous ces dire ne laiffoient pas de m'ébranler dans le moment , mais comme tous les matins j'en avalois une prife , l'effet qu'elle me faifoit banniffoit de mon efprit toutes les fâcheufes impreffions qu'on tachoit de m'en donner , & le foir je me fentois bien déterminé à recommencer le lendemain , & .je m'en tins tout fimplement à remercier ceux qui me faisoient de pareils recits. Je vous écrivis ainsi que je l'ai dit le 7. Mars, & je vous marquai que j'étois dans la résolution d'ufer tous les jours de votre remède, dûſſai-je en mourir, jufqu'à ce que j'aurois reçu votre réponfe ; je ne la reçus que le 21. Avril après en avoir pris cinquante-deux prifes en cinquante jours fans intervalles, & fans m'appercevoir d'autres changemens qu'un peu moins d'éloignement pour la compagnie que je commençai dès-lors à ne plus craindre & à ne plus éviter. Par votre Lettre vous me confeilliez d'en prendre une prife tous les huit jours pendant trois mois, & pendant neuf autres mois une prife tous les quinze jours après quoi vous me flattiez de la guérifon. Comme je vis que j'en avois plus pris en cinquante jours que vous ne m'en ordonniez en un an, je ceffai d'en prendre, & chaque jour je me fentois renouveller : j'affiftois à tous les offices, fans cependant pouvoir chanter, mais enfin le 4. Juillet 1754. je fus en état de commencer la fonction d'hebdomadaire ; je dis mes Grand'Meffes pendant toute la femaine, action que je n'aurois pas fait avant l'ufage de vos Poudres pour tous les biens du monde quelques efforts que je me fuffe fait. Ma fanté s'eft toûjours fortifiée depuis, & je l'entretiens en ufant de tems en tems de votre divin remède, & j'en ufe fans précaution ; le jour que je veux en prendre, je vais à matines & je dis la meffe, après laquelle je prens la prife, je me promene, je caufe, je travaille, je fors comme fi je n'avois rien dans l'eftomac d'extraordinaire, je vais à la grand'Meffe & enfin à Vêpres après lefquelles je dine, après avoir été à la selle quelquefois quinze fois ; mais ordinairement dix à douze. Après mon dîné, je vais me promener, en un mot, je me conduis comme si je n'avois point pris de médecine, & cela quelquefois trois & quatre jours de suite, sans m'être jamais trouvé incommodé ni en hiver ni en été, car ma conduite est égale dans ces deux saisons : je la prens toûjours avec de l'eau de mon puits dont je bois copieusement, & qui ne m'a jamais fait mal : je ne puis vous témoigner ma reconnoissance autrement que comme je l'ai fait depuis, toutes les fois que je suis à l'autel, en priant pour vous, & priant Dieu de vous déterminer un jour à rendre publique la composition de votre remède ; car c'est un don d'en haut pour tous les hommes. Ma guérison a été & est regardée comme un prodige. J'ai guéri avec votre Poudre des pleurésies, des coliques, des hémorroïdes, des dyssenteries, des fiévres putrides & autres, je ne vous en détaillerai que deux.

J'ai chez moi une niéce qui âgée de treize ans fut attaquée d'une pleurésie : je croyois que ce n'étoit qu'une simple douleur de côté qu'elle souffroit ; je la laissa deux jours & demi sans lui rien faire, mais je m'en repentis bien ; le troisiéme jour elle cracha avec peine du sang, la fiévre s'augmenta & devint continuelle ; elle commençoit à délirer, elle devint noire, sa poitrine s'embarrassa, & tomba dans une agonie furieuse. Dans ce facheux état je recourus à votre Poudre, je lui en fis prendre une prise à cinq heures du matin qui lui resta dans le corps ; à dix heures je lui en redonnai une seconde qui n'eut pas plus d'effets ; à trois heures après midi je lui en redonnai une troifiéme toûjours inutilement, & de même une quatriéme à fept heures du foir. Celle-ci amena par le haut toutes les autres, avec une matiére verdâtre de la grof-feur d'une noix. Après avoir attendu une demi heure pour voir fi elle produiroit quel-ques autres effets, n'en voyant aucuns, & ma petite périffant, je lui en donnai une cin-quiéme prife, qui trois quarts d'heures après perça enfin, vuida beaucoup toute la nuit, mais ne foulagea guéres la malade. Le lende-main à cinq heures du matin je lui en fis pren-dre une autre prife ; quoique la précédente paroiffoit toûjours vuider, celle-ci fit tout au mieux. Je continuai quatre jours de fuite, & le fixiéme elle fut hors d'affaire, & fans avoir pris depuis le commencement de fon mal que très-peu de bouillon maigre, & de l'eau de mon puits toûjours froide. Elle demeura fix heures levée, & mangea une aîle de pou-let rôti ; & depuis ce tems elle s'eft portée au mieux, jufqu'à ce que la petite vérole voulut venir. Auffi-tôt que je m'en apperçus, je la purgeai avec votre Poudre pendant trois jours, le troifiéme la petite vérole per-ça, elle en fut toute couverte, mais elle n'eut point de fâcheux accidens, & en fut bientôt quitte : ce qu'il y eut de particulier, c'eft que le feiziéme jour après que la petite véro-le eut commencé à fécher, il ne parut aucu-ne marque qui put faire feulement foupçon-ner qu'elle l'eût eue, quoiqu'elle en eut été farcie. La guérifon de fa pleuréfie avoit dé-jà paru furprenante vû fon âge, la violence du mal, & combien il s'étoit enraciné, le re-méde même dont je lui donnai les prifes en-tiéres ; mais tout cela n'eft rien en comparaifon de celle que je viens de faire avec votre même & feule Poudre.

Ma belle-fœur femme d'un frère unique mariée depuis un an, prit la fiévre le 30. May dernier, & elle étoit enceinte d'environ fept mois : fa fiévre, quoiqu'affez violente & accompagnée d'un grand mal de tête qui la retenoit au lit, ne fut regardée que comme fiévre de rhume. Elle paffa dans cet état le 31. fuivant & le 1. Juin : le 2. elle envoya quérir chez moi une Prife de votre Poudre qu'elle prit tout de fuite, & qui la purgea bien avec fa douceur ordinaire : le 3. elle n'eut pas la fièvre tout-à-fait fi violente, elle fut un peu tranquille : Le 4. comme elle vouloit fe lever fur les 8. heures du matin, elle fentit fon enfant au paffage dont elle accoucha fans douleur : il reçut le baptême & vécut 48. heures ; tout fe fit bien chez elle & on efpéra qu'elle feroit bien-tôt remife. Le 5. & le 6. jufqu'à 4. heures du foir fe pafferent très tranquillement, mais à cette heure tout fut fuprimé chez elle ; elle prit une diarrhée violente, elle empira toûjours, & à 8. heures du foir elle ne connoiffoit perfonne & battoit la campagne : on jugea à propos de lui donner une prife de diafcordium & de confection hyacinthe ; elle baiffa toute la nuit, & le 8. à huit heures du matin elle agonifoit : on avoit envoyé chercher le Médecin, le Chirurgien ne fçavoit que faire & annonçoit ce qu'on voyoit bien, fa mort prochaine. On m'envoya querir, il y a un quart de lieue de chez moi chez elle ; j'y allois muni de votre Poudre, je la trouvai dans l'état que je viens de vous dépeindre, une fiévre violente, les levres, les dents, & la

langue extrêmement noires , les yeux enfon-
cés & fixes , balbutiant & ne pouvant prononcer ; on ne l'entendoit point , fa poitrine
embarraffée ; en un mot , dans l'état le plus
défefpéré. Dans le moment de ma douleur
je m'adreffai au Chirurgien & lui demandai ,
en lui reprochant l'infuffifance de fon métier,
fi ce métier ne lui fourniffoit rien qui put
fecourir cette femme : il me répondit que
dans une pareille fituation on ne fçait quel
remède tenter , & quand on en fçauroit
quelques-uns on les tenteroit inutilement
puifque c'étoit une femme morte. Que de
différens mouvemens me faifirent en ce moment , je me fis donner un verre & je lui fis
prendre les trois quarts d'une prife de votre
excellente Poudre qui une demi heure après
agit affez bien pour la mettre fur les dix heures affez tranquille pour recevoir fes Sacremens & faire fon teftament : mais à 4. heures
elle retomba dans fon premier état, & à chaque inftant déperiffoit. Le Médecin arriva
alors & la vit en cet état ; je n'y étois point,
il demanda & on lui dit quand & comment
fon mal avoit commencé & quels remèdes
on lui avoit fait ; j'arrivai dans ce moment :
il plaignit fort l'état de la malade , & le re-
jetta tout fur la prife qu'elle avoit avalé le 2.
Juin. Il dit que c'étoit la Poudre qui lui avoit
arraché l'enfant & qui étoit la feule caufe de
la perte que nous allions faire : ce langage
d'un homme qui a de la réputation, & qui
dans ce pays fait la pluye & le beau tems,
m'attira toute la haine des affiftans, & fur-
tout de mon frère : je répondis bien que je ne
croyois pas que cette Poudre put produire
un effet fi funefte , après toutes les expé-

riences que j'avois fait de fa bonté, & dont
la compagnie étoit témoin. Après ce peu de
mots, je vis que le meilleur pour moi étoit
de me taire; j'avalai tout doucement cette
couleuvre, bien réfolu de convaincre ce Médecin que la façon dont il parloit de votre
Poudre, ne venoit que d'une jaloufie outrée, pour ne rien dire de plus : je ne tardai
pas après qu'il eut tâté légérement le poulx
à ma belle-fœur; il fortit de fa chambre, je
l'accompagnai & le conduifis au jardin où
j'eus tout le plaifir de voir & de le convaincre combien il y a de petiteffe dans l'homme,
lors qu'il ne fe conduit que par fes préjugés :
je ne repeterai pas tout ce que nous dîmes,
mais je ne puis omettre cette circonftance.
Après lui avoir débité toutes les expériences
que j'avois fait de votre remède, ne voulant pas paroître convaincu de fa bonté, il
me dit que fi elle pouvoit produire tous les
bons effets que je difois qu'elle avoit produit,
il y a long tems qu'il l'auroit compofée, car
elle n'eft compofée, me dit-il, que . . . . . &
il me nomma trois minéraux dont le mélange
faifoit votre Poudre, mais qu'au refte c'étoit
aller contre la Médecine, de purger une femme dans l'état de ma belle-fœur. Comment,
repris-je avec émotion, vous fçavez la vraye
compofition de cette Poudre & vous ne vous
en fervez pas, quand ce ne feroit que pour
éprouver par vous-même fi effectivement elle
peut produire les mauvais effets que vous
lui fuppofez ? que je dife ce que je penfe :
jaloux contre la Poudre de Mr. Ailhaud,
vous en inventez une, dont par une lâche
envie vous attribuez les pernicieux effets à
celle de Mr. Ailhaud : nous nous féparames

là , il rentra , & je reſtai dans le jardin où je repetai fraichement & de façon qu'il l'entendit , toute notre converſation à deux de Mrs. nos Chanoines qui étoient venus voir ma belle-ſœur & qui déſapprouverent fort ſes raiſons. Il écrivit cependant ſa conſultation , à la tête de laquelle il coucha que l'état critique où ſe trouvoit ma belle-ſœur & ſa fauſſe couche étoient cauſés par la priſe de votre Poudre du 2. Juin , car on ne lui avoit pas dit qu'elle en avoit avalé les trois quarts d'une ce matin-là , c'eut bien été autre choſe. Il ordonna enſuite des remèdes , la compoſition deſquels je ne me ſouviens pas , mais dont le but étoit, diſoit-il , de parvenir à faire couler les menſtrues pendant quinze jours, ce n'étoit pas mal pour une femme qui agoniſoit; enfin il finit par avertir que la fin de ma belle-ſœur étoit très-proche , & il partit apparemment pour n'en pas être témoin, malgré l'envie qu'on avoit & les ſollicitations qu'on lui fit pour qu'il reſtat ; auſſi ne fut-il pas plutôt hors de la maiſon qu'il annonça qu'elle n'iroit pas à minuit, & effectivement elle ne vivoit plus ; je deſcendis auſſi chez moi , & pendant ce tems , elle baiſſa tellement ſur les huit heures qu'on pourvut promptement à lui faire adminiſtrer l'Extrême-Onction. Je retournai chez elle dans le même tems muni d'une priſe de votre Poudre , & dans la réſolution de lui en faire encore avaler les trois quarts ſi je pouvois. Mais je ne ſçavois comment m'y prendre ; ſi j'eus nommé votre Poudre , on ſe ſeroit porté à des extrêmités contre moi ; on s'en défioit tellement qu'on me veilloit de fort près , & qu'on ne me permettoit ni d'entrer ſeul dans la cham-

E v

bre ni de m'aprocher de fon lit, on me voyoit même avec indignation : je pris donc
le parti de me tellement méfurer qu'on ne
pût rien foupçonner pendant qu'on lui admi-
niftroit le dernier Sacrement. Je tirai dans
une chambre écartée le Chirurgien à qui je
répréfentai fi fortement l'inutilité des remèdes du Médecin, dont il étoit déjà perfuadé
par avance, que par mille bonnes raifons je
le déterminai à donner les trois quarts d'une
prife de votre Poudre, en feignant que c'étoit
un des remèdes de l'ordonnance du Médecin ; il n'y avoit que ce feul moyen qui pût
me réuffir. Après la cérémonie il la lui donna,
& je me donnai bien garde de l'accompag-
ner, je feignis même de le voir préparer
avec mépris ; je l'avois mis dans un autre
papier, il étoit neuf heures. Cette médecine
jointe à la difpofition la vuida beaucoup,
mais on attendoit toûjours fon dernier moment. La nuit fe paffa cependant, j'y montai le lendemain à fept heures, je la trouvai
un peu moins mal. Je déterminai toûjours
avec les mêmes précautions le Chirurgien à
lui en donner une prife à midi qui l'entretint
toûjours vivante, car je n'ofe pas dire autrement, puifqu'elle ne connoiffoit point ; elle
prit cependant un peu de force, car elle
vouloit dès lors prendre fon vafe quand elle
vouloit ou boire ou prendre du bouillon. Le
dix nous la trouvames beaucoup mieux ; je
voulois faire continuer votre Poudre, elle
en avoit befoin ; le Chirurgien n'y étoit pas,
& ne devoit pas revenir que le lendemain :
je déterminai un domeftique fidéle & affuré
à lui en donner une prife entiére pendant le
tems que j'enverrois la garde en quelque lieu,

& que j'amuserois la compagnie ailleurs ;
ce qui se fit parfaitement bien. Il étoit sep.
heures du soir quand elle la prit, trois quarts
d'heures après elle agit ; je ne sçaurois dire
l'effet qu'elle produisit jusqu'à dix heures que
nous allames tous la voir ; tous étoient étonn-
nés de la façon dont elle vuidoit & s'imagi-
noient que la diarrhée recommençoit de plus
belle, & la tueroit : enfin j'étois assez em-
barrassé de ma figure parmi ces plaintes. A
dix heures enfin, nous allames la voir ; nous
lui trouvames un teint vermeil, un air gracieux & riant, les lévres, les dents & la langue décrassés, elle nous reconnut tous, & à
chacun nous dit quelque chose d'obligeant,
nous parla long-tems sensément & en riant :
tous se régardoient avec étonnement d'un si
subit & si inespéré changement, on la jugea
dès-lors hors de danger ; elle dormit tranquillement une grande partie du reste de la
nuit, & à son reveil on ne lui trouva plus
de fièvre. Je voulois assurer cet état en lui
faisant encore prendre votre Poudre ; je m'a-
dressai au domestique qui fit bien ce qu'il
put, mais elle ne voulut pas en entendre parler, alléguant qu'elle ne se sentoit plus de
mal : comme on ne se défioit plus tant de
moi, j'allai la prier d'en prendre encore une,
mais je ne gagnai rien : alors j'avertis mon
frère que s'il avoit le bonheur de posséder sa
femme, c'étoit l'effet de vos Poudres, & je
lui découvris tout le stratagême dont j'avois
usé, & je conclus en lui disant que je ne ré-
pondois encore de rien si elle ne continuoit
pas d'en prendre. Tout d'un coup saisi des
sentimens bien différens de ceux occasionnés
par le langage du Médecin, il alla prompte-

ment la prier de fe laiſſer vaincre ; j'eus le plaiſir infiniment fenſible de lui en voir donner une de ſa main à dix heures du ſoir qui fit tout au mieux. Le douze je voulois lui en donner encore une à dix heures du ſoir, mais elle demanda qu'on la laiſſa cette nuit tranquille , parce qu'elle avoit une grande envie de dormir , & promit que le 13. elle la prendroit de bon matin : comme cet intervalle ne faiſoit qu'un eſpace de 5. à 6. heures , je n'inſiſtai pas ; j'en laiſſai une à ſon mari qui la lui fit prendre à quatre heures du matin , elle ſe repoſa le 14. ; le 15. le 16. & le 17. elle en reprit trois priſes ; le 24. & le 25. deux autres ; enfin le 2. Juillet elle vint à la meſſe de ſon pied , dîna chez moi en maigre en bon appetit , & depuis ce tems elle ne s'eſt jamais ſi bien portée. Votre Poudre n'a encore rien opéré de ſi prodigieux.

Je viens encore de tirer des bras de la mort une femme abandonnée de la médecine avec cinq priſes ; ſon mal étoit une fièvre putride. Je vous offre ſes remercîmens & ceux de toute ma famille ; ils ſont , j'oſe vous en aſſurer , très-ſincères , &c.

Signé , *Ducroud* , Chanoine & Syndic du Chapitre d'Aigue Perſe en Beaujolois. A Matour par Macon.

A Aigue-Perſe en Beaujolois le 23. Septembre 1756.

Galle.   *Mal de tête habituel.*
Dartres.   *Foiblesse dans les nerfs.*

LEs bons effets que m'a fait votre Poudre purgative, il y a deux ans passés, pour une maladie consistant en une Galle des mieux conditionnées, avec des dartres dont il y avoit dix ans que j'avois un mal à la tête habituel & une foiblesse dans tous mes nerfs très-considérables, au point que je n'aurois sçu chasser demi-heure sans m'asseoir, exigent ma reconnoissance.

Vos Poudres au nombre de dix huit prises en 21. jours m'ont guéri radicalement ma tête, ma foiblesse de nerfs, & ma galle. Il est vrai qu'il me reste encore quelque racine de dartre, & que je crois n'avoir pas pris assez de votre Poudre qui m'a beaucoup purgé sans douleur, & m'a conservé mon appetit, &c.

Signé, *Melet*, Seigneur de Monbalen à Villeneuve d'Agenois.

A Monbalen le 24. Septembre 1756.

Pierres.   *Fiévre maligne.*
Maux de tête.

CEux qui usent de votre Poudre en suivant exactement mes conseils s'en trouvent au parfait. Tous les jours nouveaux prodiges sur tendres enfans, jeunes gens, femmes désespérées, vieillards ou gouteux, ou apopleĉtiques béniſſent le Seigneur , & chantent ſes éloges pour leurs guériſons. Que puis-je vous dire de plus ? le voici : c'eſt de vous envoyer la lettre que m'écriyit le 3. Novembre 1756. Mr. Lauvergne mon ami âgé de ſoixante & dix-ſept ans , lequel demeure à Paris ruë de la Magdelaine Paroiſſe de la Ville-l'Evêque Fauxbourg Saint Honoré.

Permettez que j'aye l'honneur de vous rendre compte de ce qui m'eſt arrivé , il y a quelques jours , après avoir uſé de trois priſes de la Poudre de Monſieur Ailhaud, d'une & demie chacune en deux jours. Quelques remèdes que je prens avant & après , je rendis en urinant d'un ſeul jet quatre petites pierres groſſes comme un grain de chenevé rougeâtres , ſans mal ni douleur , ſentant alors un grand ſoulagement dans les reins , ce qui me ſurprit & me fit regarder dans le vaſe où je les trouvai. Je comprens aiſément que c'eſt l'effet de la Poudre de Mr. Ailhaud , ce que je laiſſe à votre jugement & à la grande expérience que vous avez de ſes heureuſes opérations ſur leſquelles je vous dois toute ma reconnoiſſance.

Je vous dirai encore que mon Gouverneur, ſujet à bien des maladies , étant attaqué de maux de tête , & d'une fièvre qui tendoit à malignité , je m'aviſai de lui donner une priſe de la Poudre de Mr. Ailhaud : elle ne lui fit qu'un leger effet qui me détermina à lui en faire prendre deux autres jours de ſuite une priſe & demie chaque fois , ce qui a opéré ſa parfaite guériſon en deux fois vingt-quatre heures , par l'évacuation d'une grape de glaires qui l'étonna lui-même ainſi que moi qui vous réitère mes très-humbles hommages.

Signé, *Lauvergne.*

J'ai l'honneur d'être, &c.

Signé, F. *Felix*, ancien Prieur des Augustins de la place des Victoires à Paris.

'A Paris, le 25. Décembre 1756.

Hydropisie.	*Pituite.*
Dégoût.	*Pleuréfie.*
Douleur de sciatique.	*Crachement de sang.*
Mal aux yeux.	*Fièvre.*
Mal de tête.	*Point de côté.*

IL y a quelque tems qu'informée d'une cure considérable qu'avoit fait votre Poudre, & mon mari qui m'est fort cher & qui est âgé, étant incommodé, j'ai lû votre livre avec une singuliére attention. On ne peut pas être plus contente que nous l'avons été de votre raisonnement sur la source de toutes les maladies : cela est si bien démontré, & plusieurs expériences que nous en avons faites dans ce pays nous déterminent d'en continuer l'usage dans toutes les circonstances qui se présenteront ; & c'est avec grand plaisir que je vai vous informer de quelques cures qui sont de ma connoissance. La premiere a été opérée dans la personne du Comte de Cromey gentil'homme de cette Province âgé de soixante & quelques années, usé par la guerre : étant attaqué d'une hydropisie très formée, abandonné de tous les Médecins, il a eu recours à votre Poudre, il a été radicalement guéri ; & de cela il y a

quatre ou cinq ans. Ce miracle ne me frappa pas dans ce tems-là autant qu'il l'auroit
dû parce que je crûs que la Poudre de Mr.
Ailhaud avec laquelle il fut guéri étoit un
remède *ad hoc* pour l'hydropifie, mais j'ai
bien changé de façon de penfer depuis les
chofes que j'ai vuës en dernier lieu.

Je commence par mon mari qui avoit un
dégoût mortel, une douleur de fciatique
très-ancienne, un mal d'yeux très-invétéré,
des maux de tête violens. Avec trois prifes
dont il n'y a que la premiere qui aye produit
une évacuation, dès le même jour l'appetit
eft revenu, toutes fes douleurs ont ceffé,
& fon mal d'yeux a diminué. Tous les effets
qu'elle a produit en lui, m'ont fait un effet
fi fenfible que je me déclare à jamais la par-
tifanne d'un auffi grand remède, & que je ne
me fervirai jamais d'autre purgatif.

Le Comte de la Roche notre voifin &
notre ami, attaqué depuis plus de vingt ans
d'une pituite qu'il falloit vomir avec effort
tous les matins s'il vouloit jouir d'un peu de
repos pendant le refte du jour, je lui en ai
fait prendre trois prifes pendant ce carnaval
qu'il a paffé ici ; il s'en eft trouvé fi foulagé
qu'il a été pendant plus de quinze jours fans
que la pituite ait reparu, ayant un appetit
admirable, & fe portant, à ce qu'il m'a mandé, mieux qu'il n'avoit fait depuis dix ans.

Je viens tout récemment de traiter un de
mes domeftiques qui m'eft très-précieux, par
la rareté de les avoir de cette efpèce. Il avoit
une pleuréfie foudroyante, crachement de
fang, fiévre violente, point de côté, &c.
Avec fept prifes de votre Poudre je l'ai tiré
d'affaires : au fixiéme jour il étoit fans fiévre,

& sa convalescence a été très-douce. Je pourrois encore vous citer bien des exemples, &c.

Signée, *La Comtesse du Jeu.*

Au Château du Jeu près Autun en Bourgogne, le 21. Mars 1757.

Fiévre quarte.

POur m'assurer de la fidélité de vos Poudres desquelles j'ai fait usage, les ayant opposées, il y a quelques années, à une fiévre quarte qui enfin disparut à la onziéme prise, je prens la liberté de vous en demander directement, &c.

Signé, *François Lafon frères*, négocians, ruë de la Rousselle à Bordeaux.

A Bordeaux le 24. Mars 1757.

Mal d'estomac.   *Dégoût.*
Insomnie.

JE ne serois pas digne, Monsieur, d'être disciple de Mr. de Russy, & je croirois manquer à ce que je vous dois, si je tardois davantage à vous apprendre que je me trouve au mieux de m'être abandonné à vos merveilleuses Poudres ; elles ont fait chez moi un miracle que n'avoit pû opérer toute la Faculté dont j'étois excedé, & qui me préparoit au grand chemin de l'autre monde. Dieu sçait combien je le loue de m'avoir inspiré l'envie de planter là mes maudits Esculapes, pour donner la préférence à votre

divin remède, qui m'a rendu mon bon eſtomac, le ſommeil, l'apetit, un viſage ſi bon
qu'il ſemble que j'aye fait peau neuve, &
qui avec cela m'a diſſipé un mal affreux ſur
les oreilles, &c.

Signé, *Defeuillarde Aubry.*
A Blois, ce 26. Mars 1757.

Au trés Révérend Pere Felix.

Mal au côté.   *Piſſement de ſang.*

Mon Révérend Pere.

QU'on eſt heureux de connoître la Poudre purgative de Mr. Ailhaud. On ménage en même tems & ſon tempérament &
ſa bourſe. S'il vous en ſouvient, mon Révérend Pere, Dimanche dernier j'eus l'honneur de vous dire que je m'étois mis en
chemin pour aller à Clichy, que vers la Bar-
riere d'Antin je me ſentis attaqué d'un petit
mal au côté gauche, que ce mal augmentant
toûjours, je fus obligé de revenir ſur mes
pas, & je fis bien, car j'eus beaucoup de
peine à gagner mon logis, tant la douleur
étoit alors violente : quelle fut ma ſurpriſe,
mon Révérend Pere, quand arrivé chez moi
je fis du ſang au lieu d'urine ; cela m'épou-
vanta, je me jettai ſur mon lit, mais la
douleur augmentant toûjours, je n'étois
pas plus tranquille ſur mon lit que ſur un
ſiége ou débout. Vous m'aviez défendu, mon
Révérend Pere, de prendre une priſe de
Poudre, parce que j'avois mangé quelques

raves ce matin ; je m'attendois donc à paffer
une nuit dans les douleurs , quelle attente !
il fallut pourtant s'y réfoudre ; je me cou-
chai après avoir pris deux lavemens , dont
le premier ne me fit rien , & le fecond me
refta dans le corps. Les douleurs me dévin-
rent fi infupportables , qu'à une heure & demi du matin, je pris une prife de Poudre qui
me refta fur l'eftomac trois heures & demi ,
après quoi je la vomis avec l'eau & le bouillon que j'avois avalé ; mon urine de la nuit
n'étoit que du fang , & j'en avois rendu beaucoup. À fept heures & demi j'en pris une
autre prife feulement avec de l'eau , elle
paffa & me fit aller deux fois paffablement ;
trois heures après je pris un bouillon coupé
avec de l'eau : le mal de côté diminua après
la feconde felle , & les urines reprirent leur
couleur quoique toûjours très échauffées.
L'après midi j'en pris une troifiéme prife qui
fit encore un affez bon effet , le mal ceffa entiérement : je me répofai le mardi & le mé-
credi , & jeudi j'en pris encore une prife
qui me fit aller au bout d'une heure , & je
continuai d'aller continuellement ; & hier
famedi une cinquiéme prife qui fit le même
effet. Aujourd'hui jour de Pentecôte je me
trouve en état d'aller à la Meffe quoiqu'avec
un peu de foibleffe aux genoux , mais appétit. Une bonne partie de l'eau de la Seine a
paffé cette femaine dans mon corps , & quoiqu'extrêmement échauffé, comme vous le voyez par le récit que je viens de vous faire ,
je me trouve très rafraichi. Qu'on ne me
vienne pas dire que cette Poudre échauffe ,
& fait du bien aux uns , & du mal aux autres , car je n'en croirai jamais rien , & je

répondrai toûjours que quand on la prendra comme le marque Mr. Ailhaud, elle ne fera jamais mal à perſonne, mais toûjours ſûrement du bien à tous ceux qui en feront uſage : l'expérience que j'en ai fait non-ſeulement ſur moi, mais ſur ma femme & mes enfans, & un grand nombre de parens & amis, me le confirme. J'ai l'honneur d'être avec beaucoup de reſpect & de réconnoiſſance, mon Révérend Pere, votre très-humble & très-obéiſſant ſerviteur.

Signé, *Glachant* Maître à écrire de Monſeigneur le Duc de Chartres.

Je vous prie faire imprimer cette Lettre pour l'Inſtruction du public, &c.

Signé, F. *Felix*, ancien Prieur des Auguſtins réformés du Couvent Royal près la Place des Victoires.

A Paris le 29. Mai 1757.

Dartre.	*Foibleſſe de poitrine.*
Fievre.	*Mal de tête.*
Dégoût.	*Inſomnie.*

Permettez que je vous rende compte des bons effets que votre Poudre a opéré en moi. J'eus l'honneur de vous écrire le 27. Mars, où je vous détaillois toutes mes infirmités, ſur-tout des dartres dont j'étois travaillé: vous avez eu la bonté de me répondre le 8. Avril, & vous me conſeillez de prendre quarante priſes de Poudre, en laiſſant des intervalles ſuivant la fatigue des évacuations. J'ai commencé par en prendre deux jours de ſuite, il m'eſt arrivé ce que vous annoncez dans votre Traité. Les évacuations ont été si abondantes tant en bile & en glaire, que j'eus la fiévre très-forte : J'eus recours à vetre Livre pour relever mon courage presque abbatu de fatigue : je fus bientôt ranimé par la lecture que j'en fis ; je me reposa un jour, & j'ai continué d'en prendre deux & trois jours de suite que je proportionnois à mes forces ; j'eus la consolation que la fiévre me quitta à la troisiéme prise, ce qui prouve qu'elle n'étoit causée que par la fermentation des humeurs. Voyant à la neuviéme & dixiéme prise que la Poudre ne faisoit que passer, j'ai pris la prise & demie : les évacuations font revenues aussi abondantes ; j'allois 15. & 16. fois en bile & glaire, noire, jaune & verte ; je laissois deux jours de repos, ensuite trois & quatre. Actuellement je n'en prens qu'une fois par semaine ; j'ai continué d'en prendre qui m'ont fait évacuer abondamment des biles & glaires, noires, jaunes, & vertes, j'en suis présentement à la vingt cinquiéme prise ; j'espére qu'avec l'aide de Dieu & vos bons conseils je parviendrai à parfaite guérison, étant mieux que je n'ai été depuis bien des années. Mon estomac qui ne pouvoit plus soutenir de nourriture est bien rétabli & digére bien ; j'ai bon apetit, je ne ressens plus de foiblesse de peitrine : les maux de tête dont j'étois accablé font dissipés ; je commence à dormir passablement ; la dartre qui me couvroit toute la tête comme une lépre est beaucoup diminuée ; je me brosse la tête comme on fait aux enfans, cela s'en va comme de la farine : vous voyez, Monsieur, que je suis en bon chemin de trouver la guérison, & que votre admirable Poudre a fait d'heureux progrès. Il me reste à vous en rendre mille actions de graces, &c.

> Signé, *Fontaine*, Bourgeois à Sceaux du Maine près Paris.

A Sceaux le 30. *Mai* 1757.

Lait répandu.	*Enflure.*
Eréſipelle.	*Boutons ſuppurans.*
Boutons.	*Démangeaiſon.*

JE me crois obligé de vous écrire pour vous remercier des peines que vous vous êtes donné pour la compoſition de vos admirables Poudres, & vous faire ſçavoir la guériſon qu'elles viennent de faire d'un lait répandu depuis plus de cinq années à ma femme; ce qui m'engage à vous écrire cette guériſon, c'eſt que vous avez omis de mettre dans vos derniers Livres que cette Poudre guériſſoit le lait répandu qui eſt la plus fâcheuſe maladie qu'une femme puiſſe avoir. Monſieur, en 1751. ma femme accouchée avec peine, le cinquiéme jour elle ſentit une douleur au défaut de la cuiſſe. La ſage-femme lui aſſûra que c'étoit des grands efforts qu'elle avoit fait pour accoucher, que cela n'auroit pas de ſuite; cependant les douleurs ont augmenté à un point à ne pouvoir ſe ſoutenir, ni à remuer dans le lit, faiſant des plaintes jour & nuit. Dans cette fâcheuſe ſituation, nous avons été aux Médecins & Chirurgiens. Après pluſieurs remèdes ſouvent réïtérés elle n'a eu aucun ſoulagement. Nous avons été à un Droguiſte, il l'a un peu ſoulagée avec des ptiſanes purgatives; mais à chaque changement de tems les grandes douleurs revenoient toûjours ; enfin, tout le monde avoit des remèdes à nous donner immanquables. Malheureusement pour nous, nous nous sommes mis entre les mains des charlatans ; ils ont fait souffrir à ma femme des douleurs inexprimables, avec des emplâtres & drogues, pendant trois mois. Une de ses jambes est venuë enflée comme un boisseau & enflamée & rouge comme du feu. Pour le coup, je crus ma femme sans ressource, des érésipelles au visage, & des boutons par tout le corps comme une lépreuse, les bras & mains enflés & des boutons suppuratifs avec des démangeaisons par tout le corps insupportables ; elle a été trois mois sans pouvoir se coucher dans son lit à cause des grandes démangeaisons ; enfin, elle étoit digne de compassion. Étant devenue enceinte, ses douleurs ont presque cessé, mais après ses couches, ses douleurs sont revenues comme à l'ordinaire, mais elles changerent de place ; enfin, nous avons été à plusieurs Médecins de la Ville, ils assuroient que c'étoit un Rhumatisme sciatique mêlé avec du lait ; ils nous promettoient tous de la guérir, & tout ce qu'ils ordonnoient lui faisoit plus de mal que de bien, & même les érésipelles sont revenues au visage plus que jamais, elle a manqué d'en mourir. Jamais les Médecins & Chirurgiens ne lui ont pu guérir ses érésipelles & boutons ; à force de la saignée on les lui appaisoit, & point de guérison, le visage presque toûjours enflé & rempli de boutons avec des grandes démangeaisons. Comme elle blanchit les dentelles, à chaque fois qu'elle savonoit, ses mains venoient remplies de boutons suppuratifs ; tout le monde lui assuroit

que son métier lui étoit contraire, que le re-
passage & savonage lui étoient contraires,
qu'il falloit qu'elle quitta son métier, & que
l'air de la campagne lui seroit meilleur, d'autant plus qu'elle ne peut aller à la selle que
par remèdes, qu'elle est toujours échauffée.
C'est à quoi nous étions résolus, & même
nous avions pris des arrangemens pour aller
demeurer en campagne. Etant devenue grosse
de son troisiéme enfant, on lui a conseillé de
nourrir son enfant, on lui assuroit la plus sûre
guérison. Ayant accouché au mois de Novembre dernier, n'ayant pû nourrir, son lait
n'ayant voulu monter après les six semaines,
elle se purgea ; son érésipelle est revenue,
avec plusieurs boutons & démangeaison. Au
carnaval le visage est venu enflé, le nez & les
lévres faisoient peur, elle étoit digne de compassion. Ne sachant plus où nous adresser
qu'à Dieu dans cette triste situation, nos
amis nous ont conseillé de prendre de vos
Poudres : nous avons eu de la peine d'y con-
sentir, ayant tant fait de remèdes inutiles.
Ayant examiné un de vos livres, j'ai trouvé
de si bons raisonnemens avec tant de guérisons surprenantes, que j'ai pris le parti d'aller chez Mad. Moreau qui vend de vos Poudres, quoique dans votre livre dernier imprimé ne parle point de guérison de lait répandu, ce qui me faisoit peine. Après avoir
fait le détail en partie de la maladie de ma
femme à Mad. Moreau, elle m'a conseillé
très fort d'en prendre, en m'assurant que vos
Poudres avoient guéri quantité de maladies
de lait répandu, j'en ai pris d'abord dix prises : les trois premières prises ont fait une révolution si grande par tout son corps, des
milliers

milliers de boutons lui fortoient par tout, les bras & mains enflés, le vifage à faire peur & un peu de fiévre, une grande agitation par tout le corps quoiqu'elle n'alloit que deux & trois fois à la felle à chaque prife, mais des quantités à chaque fois fans tranchée. A la quatriéme prife tout a commencé à diminuer ; à la dixiéme prife elle fe trouve guérie, n'ayant plus de boutons ni enflure, & fon éréfipelle guérie & fes douleurs. Du depuis elle en a pris fix prifes en différent tems, elle ne fent plus aucune douleur ; jamais elle ne s'eft fi bien portée. Nous ne ceffons de publier les bontés de vos Poudres & de remercier Dieu de la grace qu'il nous a fait d'en faire ufage & de prier Dieu pour votre précieufe confervation. Monfieur, ce que je vous marque eft connu de tout le quartier, de Monfieur & Madame la Marquife de Putanges, que j'ai l'honneur de fervir en qualité de Suiffe de porte, & de tous leurs domeftiques, &c.

Signé, *Perrond* Suiffe à Monfieur le Marquis de Putanges, Lieutenant-Général des armées du Roi à fon Hôtel rue de Verneuville, Faux-bourg faint Germain à Paris.

De Paris le 23. Juin 1757.

Pleuréfie.	*Sueurs.*
Rhûme.	*Cours de ventre.*
Crachement de fang	*Douleurs de tête.*
& de pus.	*Confomption.*
Infomnie.	*Toux.*

JE vai vous dire comment m'eſt venue la connoiſſance de vos Poudres purgatives & l'uſage que j'en fis en 1746. J'attrappai la même année une pleuréſie par un excès de courſe, j'en fus à l'extrêmité ; ma maladie dura ſix mois violente & aigue. Dans ce cours je fus ſaigné quatre fois & purgé autant, ſans reſſentir que très peu de ſoulagement, au bout deſquels j'eus pour ſurcroit un gros rhûme qui me dura un mois ou environ, & qui me laiſſa une toux violente, crachement de ſang & de pus, inſomnie preſque toutes les nuits, ſueurs entrecoupées de cours de ventre, douleurs de tête dès le commencement de mon échauffure, & enfin tous les ſymptômes qui conduiſent à .conſomption ; me voilà bien poitrinaire en titre & condamné par deux habiles Médecins. J'eus donc le bonheur d'entendre parler de vos Poudres, & de leurs merveilleux effets, pour ne pas dire miraculeux ; j'y eus recours, j'en pris quinze priſes ; ma toux ceſſa dès la huitiéme, le crachement fut moins abondant, & me trouvai hors d'affaire à la quinziéme priſe. Me voilà bien content & guéri, à l'étonnement de tous mes amis & des deux Médecins en queſtion, &c.

Signé, *J. Lebouché l'ainé* ſieur de Lager dans ſon logis de Lager à Cognac en Saintonge.

'A Cognac ce 25. Juin 1757.

Paralyfie.	*Boutons purulens.*
Dégoût.	*Fiévre d'accès.*
Jauniffe.	*Rhûme d'eftomac.*
Infomnie.	*Toux.*
Maladie épidemique.	*Suffocation.*
Hémorragie.	*Embarras aux Reins.*
Point de côté.	*Crachement de fang.*
Tête embarraffée.	*Vifage livide.*
Vapeurs.	*Fiévre aigue.*
Fiévre continue.	*Vomiffement.*
Vers.	*Douleur de tête.*

D

Ans un de nos villages appellé Arfe-
nan à trois lieues de la ville, Mr. Ni-
cole Curé, homme âgé d'environ trente ans,
affez replet, mais d'un tempérament bilieux
& pituiteux, fe trouva prefque tout à coup
perclus des jambes & des cuiffes, à l'occafion d'une douleur fciatique qu'il avoit reffenti à la fortie de l'hyver de 1756.; il avoit
perdu totalement l'appétit; fon teint étoit d'un
jaune livide & foncé, & ce qui le chagrinoit
le plus, il ne pouvoit faire aucun pas de
quelle façon que ce fut. La trifte fituation où
il fe trouvoit pour lors, lui fit prendre toute
forte de remèdes pour fe foulager, comme
faignées du pied, du bras, bains domeftiques, ptifanes apéritives, ptifanes fudorifi-
ques, purgatifs hydragogues & cholagogues
mais fans fuccès. Enfin, il entendit parler de
votre Poudre, il en prit quelqu'une dont il
fe fentit foulagé, il continua par intervalles
d'en prendre; en un mot, dans l'efpace d'un
mois, il en prit jufques à vingt prifes, &
tous les fymptômes cefferent : les articles de

fes jambes & cuiffes fe dégagerent , le mouvement leur vint , fon teint changea , & l'appétit fuccéda au dégoût opiniatre & à l'in-
fomnie qui l'avoient miné & defféché. Enfin ,
il fut parfaitement guéri , & ne s'apperçoit
pas même depuis fix mois qu'il ait jamais été
malade , ayant autant de force & d'embonpoint que jamais il en ait eû.

Au mois de Décembre dernier, il y eut dans
le même village une maladie épidemique qui
fit mourir beaucoup d'habitans. C'étoit tantôt
des péripneumonies, tantôt des pleuréfies, tantôt des fluxions de poitrine, quelquefois des fièvres toutes fimples; l'effroi regnoit dans ce village, & pour peu qu'un bourgeois fe fentit malade il fe croyoit perdu , & fouvent il avoit
raifon ; mais de ceux qui prirent votre remède , il n'en mourut point. Celui qui en ufa le
premier fut le nommé Jean Efcard , jeune
homme âgé de vingt-cinq ans, qui fut attaqué dans ce mois d'une grande fiévre & d'u-
ne grande douleur de côté , qui lui caufa une
hémorragie confidérable. Dez que le friffon
de la fiévre fut paffé , il avala une prife de
Poudre qui lui procura fept à huit felles ; le
foir même la fiévre diminua , le lendemain
il en prit une prife & demie qui le purgea
douze fois & la fiévre ceffa ; le quatriéme
jour il en prit encore une prife & demie qui
opéra fept à huit felles, il fut guéri & fe
porte bien depuis ce tems-là.

Au même mois une fille nommée Philiber-
te Efcard coufine du précédent, reffentit tout-
à-coup un violent point de côté ; elle ne
refpiroit qu'avec une grande difficulté , &
avoit la tête fort embarraffée quoique fans
douleur aigue ; on lui en fit avaler une prife

qui n'opéra rien. Le soir, elle eut des vapeurs considérables, qui rendoient la maladie d'autant plus sérieuse ; le lendemain matin elle en prit une autre prise renforcée d'une demi dose de plus, dont elle fut purgée cinq à six fois, & firent évanouir les vapeurs & le point de côté. Le quatriéme jour elle en prit encore une prise & demie qu'elle garda cinq ou six heures sans opérations, mais qui après lui procurerent vingt selles, sans tranchées ni douleur de ventre, & terminerent la guérison.

Le même mois Marguerite Simonnot femme de François Joannet, avoit une fiévre continue avec des redoublemens violens. Cette femme étoit d'un tempérament très foible, & l'on ne pouvoit la résoudre à prendre aucun remède. On lui fit cependant prendre un tiers de prise de votre Poudre qui lui procura environ quinze selles, & lui fit faire trois ou quatre vers, & deux jours après elle eut une éruption de boutons purulens sur tout son corps, qui se sécherent d'eux-mêmes, & elle fut guérie.

Au même mois le nommé Jean Trapet âgé d'environ soixante-deux ans fut dabord attaqué d'une grande fiévre qui commença par un froid si considérable qu'on ne pouvoit l'échauffer. Il eut bientôt une difficulté de respirer étonnante & un violent point de côté, le tout précédé d'un rhûme d'estomac qu'il portoit depuis six semaines. Le lendemain matin le frisson revint aussi fort que le premier ; dès qu'il fut passé il crût que son point le suffoqueroit, on lui donna dans ce tems-là même une prise de Poudre qui n'ayant pas opéré à dix heures, diminua notablement

le point ; à une heure après midi n'ayant eu
que deux selles , il en avala une prise & demie qui opéra sur les dix heures du soir , &
lui procura cinq à six copieuses selles qui ab-
batirent le point de côté,& diminuerent beaucoup la fiévre ; & le lendemain il n'avoit plus
qu'un peu d'embarras dans les reins. Le quatriéme jour il en prit deux doses à la fois qui
les lui dégagerent, emporterent la toux qui
lui étoit restée, & fondirent son rhume qu'il
évacuoit abondamment par le haut ; le sixiéme jour il se détermina à prendre encore une
prise qui acheva de le guérir & il se porte bien
du depuis.

Magdelaine Trapet fille du susdit & femme du nommé Antoine Trapet fut atteinte
de la même maladie que son pere le même
jour , & avoit de plus un crachement de sang
qui lui étoit venu pour avoir bû une écuelle
de vin chaud , qu'elle s'étoit fait donner dans
le chaud de la fiévre & qui avoit augmenté
tous les simptômes ; cependant six prises de
Poudre qu'on lui donna en huit jours la tirerent d'affaire , & elle est en santé.

La femme du nommé Pierre Hudelot accouchée au mois de Juillet dernier avoit conservé un ventre aussi gros que devant ses couches : de plus elle avoit une grande foiblesse
& douleur dans les jambes , un visage livide
& des yeux abbatus. Au mois de Décembre
suivant il lui survint un point de côté , une
grande difficulté de respirer jointe à une fiévre aigue , *nota* qu'elle étoit nourrice. Quoique si cacochime elle prit cependant deux prises de Poudre à la fois qui n'opérerent que
deux selles & firent passer le point de côté.
Deux jours après elle en prit deux autres qui

opérerent fix felles , elle commença à fentir du foulagement dans fes jambes & de la
diminution dans fon ventre ; deux autres
jours après elle en prit encore deux prifes à
la fois qui lui procurerent dix felles , & s'en
trouvant beaucoup foulagée, elle en demeura là ; & depuis ce tems , fon mal a toûjours
diminué. Elle a recommencé de nourrir fon
enfant & elle fe porte fort bien à préfent ,
n'ayant plus de foibleffe dans les jambes ,
ni de groffeur contre nature au ventre.

Au mois d'Avril 1757. Catherine Renevey
femme de Pierre Ecard nourrice fut attaquée
d'une grande fiévre avec envie de vomir , &
douleur de tête confidérable ; au fecond redoublement elle en prit une dofe qui opéra
beaucoup par le bas & deux fois par le haut ,
& peu après elle fut guérie fans rien prendre
davantage.

Au mois de Décembre 1756. la veuve Aubry fentit en elle-même tous les fymptômes
de la maladie épidemique qui regnoit alors ,
elle n'en prit qu'une prife & demie à la fois
qui la purgerent confidérablement en huit
felles ; la fiévre & le point de côté cefferent ,
& peu à peu elle reprit fes forces avec fa
fanté , fans aucun autre fecours.

Je finis, Monfieur , le détail des guérifons
que votre Poudre a opéré fous mes yeux , &
que je certifie très véritable ; j'ajoûte que je
penfe qu'il en eft mort beaucoup qui feroient
pleins de vie s'ils en avoient ufé , &c.

Signé , *Morelot*, Apoticaire Syndic,

A Beaune ce 27. *Juin* 1757.

Obstructions au foye.

JE me suis guéri de mes obstructions au foye avec cent cinquante prises de vos Poudres que j'ai pris depuis le commencement d'Octobre jusqu'à la mi-Mai ; & depuis ce tems je ne me sens aucune incommodité ; je bois, mange & dors très bien, je digere de même. Graces à Dieu & à vos Poudres, je jouis maintenant d'une parfaite santé que je craignois beaucoup de ne point recouvrer, d'autant plus que j'avois été six mois entre les mains des deux plus habiles Médecins de Paris qui, loin de me guérir, me conduisoient au tombeau, si un de mes amis nommé Mr. Pelletier qui fut guéri d'une maladie dangereuse par le merveilleux effet de vos Poudres, ne m'eut déterminé à en prendre, &c.

Signé, *Haincelin* rue & cul de sac des Blanc-manteau, chez Monsieur le Procureur-Général du grand Conseil.

A Paris ce 3. Juillet 1757.

Péripneumonie.

UN de mes parens, qui fut malade d'une fluxion sur la poitrine, il y a trois ans, fut condamné à mort par son Médecin (Mr. Bouvart) il avoit été saigné onze fois, & le 9. ou 10. jour il fut si mal, cracha le pus si abondamment, que le Chirurgien confirma la sentence du Médecin, & mon parent n'eut que 15. ou 20. jours à vivre pour mettre ordre à fes affaires. Six prifes de vos Poudres le tirerent d'affaire & il jouit de la fanté la plus vigoureufe, &c.

Signé, *le Fevre l'aîné*, quay Pelletier au Bureau du papier timbré.

A Paris le 7. Juillet 1757.

Colique d'eftomac.　　　　*Goute.*
Supreffion des Menftrues.

L'Ufage que j'ai fait de votre Poudre purgative, il y a deux ans, pour moi, ma fœur & un de mes amis, nous a à tous procuré la guérifon, à moi d'une colique d'eftomac, à ma fœur de la fupreffion des menftrues qui lui caufoient des grandes vapeurs, & à mon ami des attaques fréquentes de la goute, &c.

Signé, *Lafon*, Marchand de Ceret.

A Perpignan, le 27. Septembre 1757.

Hémorroïdes.　　　*Engourdiffement.*
Douleurs aux Reins.　*Mélancolie.*
Vapeurs.　　　　　*Jauniffe.*
Langueurs.

Vous offrez fi obligeamment vos confeils aux malades, que je me détermine à vous demander votre avis fur une maladie que j'ai depuis cinq ans qui n'a pû céder au régime & aux foins des plus habiles Médecins de Paris. J'ai pris depuis un mois 33. prifes de votre Poudre, voici l'effet que j'en apperçois. Mes hémorroïdes font diminuées des trois quarts de leur groſſeur, plus de douleur dans cet endroit ni aux reins. J'avois des langueurs & des engourdiſſemens dans le corps & dans les membres qui m'empêchoient de faire cent pas ſans me répoſer, cela eſt entiérement diſſipé ; du moins je n'en ai point reſſenti depuis l'uſage de vos Poudres. Je fais aujourd'hui une lieue ſans me repoſer & ſans être fatigué, je me trouve plus fort & plus ferme ſur mes jambes, le corps leger & diſpos, une grande gaïeté dans l'eſprit qui a ſuccédé à un fond de triſteſſe & de mélancolie qu'aucune diſſipation n'avoit pû vaincre, plus de jauniſſe & le teint coloré, &c.

Signé, *Decaton*, ancien Mouſquetaire gris chez Mrs. Teſtar & la Meſtrie, Négocians.

A Bourdeaux le 22. Octobre 1757.

Enflure.   *Graviers.*
Rétention d'urine.   *Jauniſſe.*

JE ſuis redevable de ma vie à votre Poudre purgative : je commence ma lettre en vous faiſant mes très-humbles remercîmens, je la continuerai par le détail de ma maladie depuis ſon origine, je la finirai par un recit exact & ſuccint des progrès de cet excellent remède qui n'a pas été moins efficace à une de mes ſœurs & à pluſieurs autres de ce lieu qui en ont fait uſage.

Je ſuis à préſent âgée de 31. ans ; juſques à l'âge de 18. j'ai joui d'une ſanté à toute épreuve ſans aucune interruption ; dans ce tems je fus à la campagne, on me préfenta du lait de vache crud que je pris en affez grande quantité, enfuite je pris par deffus ce lait environ quatre verres de cidre, & par deffus ce cidre je pris encore du lait. Pour lors j'étois à la veille d'avoir mes régles, ce qui fit une révolution des plus extraordinaires dans mon eftomac, & dès le lendemain je devins jaune comme un coing, ce qui donna lieu à appeller le Médecin & le Chirurgien qui me firent faigner & purger plufieurs fois, & prendre des pillules de plufieurs efpêces, & beaucoup de bains domeftiques, ce qui a continué pendant dix ans ou environ. Tous ces remèdes m'avoient mis le feu dans le corps au point que j'étois d'une conftipation extraordinaire, ayant refté jufqu'à vingt-deux jours fans me vuider. Le ventre me devint extrêmement enflé, & avec cela une retention d'urine, ce qui me caufoit des foibleffes prefque continuelles, ayant de la peine à me foutenir fur mes pieds : tant de maux firent défefpérer de ma vie. Ayant oui parler de la bonté de votre Poudre, je me déterminai à en faire ufage : je commençai un matin à en prendre une demi prife qui n'ayant produit aucun effet, l'après midi j'en pris une prife entiere, ce qui me vuida extraordinairement & je me trouvai foulagée : parmi les excrémens il y avoit des efpêces de graviers gros comme des lentilles ; 4. jours après je pris une autre prife qui fit le même effet que la précédente, 8. jours après je pris une autre prife qui me vuida auffi extraordinairement du matin au foir, & la matière étoit gluante & comme de l'écume : ce jour je fouffris beaucoup & on me croyoit en grand danger, alors le ventre

F vj

commença à défenfler ; j'en pris encore huit jours après une autre prife qui me vuida auffi beaucoup & me fit uriner en abondance, autre huitaine après une autre prife qui me fit rendre par haut une grande quantité de glaires, enfuite j'en ai fait ufage jufqu'à la quantité de 65. prifes en tout, & en en ufant ainfi j'ai rendu en différens tems quantité de petits vers qu'on appercevoit dans les excrémens. Peu à peu ma fanté fe rétabliffoit & eft venue au point d'une guérifon parfaite dont je jouis depuis trois ans. J'ai crû devoir par reconnoiffance, Monfieur, vous faire part des grands effets de cet excellent remède, & je vous promets d'en faire ufage dans tous les befoins avec beaucoup de confiance, &c.

Signée, *Anne Marie d'Accarrette*, fille de Mr. Pierre d'Accarrette, Bourgeois & ancien Baile de S. Jean de Luz.

A S. Jean de Luz le 30. Octobre 1757.

Vapeurs.　　　　　　*Étourdiffement.*

J'Aurai l'honneur de vous dire qu'il y a environ fix mois que je me fentois des vapeurs & des étourdiffemens qui m'inquiétoient beaucoup. Si je me baiffois, en me relevant la tête me tournoit à ne fçavoir où j'étois. Réfléchiffant à vos Poudres defquelles j'avois beaucoup entendu parler, je me déterminai d'en prendre deux prifes qui me remirent en parfaite fanté. Je vous en fais bien des remercîmens, &c.

Signé, *Daniel-François Vielhe*

A Genes le 21 Novembre 1757.

Mal de cœur.
Vomiffement.
Dartre vive.
Mal habituel de poi-
. trine.
Coliques.

Dégoût.
Fluxion de poitrine.
Surdité.
Hydropifie.
Squirre.

Lorfque j'eus l'honneur de vous confulter au mois d'Août dernier, fur la maladie de mon époufe, j'étois dès-lors non-feulement perfuadé mais convaincu par ma propre expérience, par celle de ma mere & de plus de dix autres perfonnes de la bonté de vos Poudres : j'étois à la fuite de quatre difputes de chaïres de droit, fatigué extraordinairement de foulevemens de cœur, ne pouvant travailler une heure de fuite fans les avoir, & la plûpart du tems fans vomir ; j'étois auffi fatigué d'une dartre vive à l'anus prefque continuelle, j'ai fupporté l'une & l'autre incommodité pendant fept ans : j'en fus guéri, il y a deux ans, par quatre prifes feulement de vos Poudres.

Ma Mère après dix-huit accouchemens dont les derniers avoient été extrêmement pénibles, parvenue à l'âge de 46. ou 47. ans, s'étoit plainte jufqu'à celui de 67. d'un mal habituel de poitrine & entre les deux épaules ; elle avoit fouvent recours (ennemie de toute médecine) à des bouillons de porreau & autres remèdes légers qui lui étoient indiqués par fes amies ; le progrès de fon mal n'étoit que retardé. Enfin le mal augmenta, il y a environ fix ans, jufqu'au mois de Juin

1756. qu'elle avoit le corps tout plié, la peau extrêmement noire & desséchée sur ses os, ne pouvant prendre aucune espêce de nourriture. Il y avoit plus de dix jours qu'elle ne se soutenoit que par de l'eau pure & des blancs d'œufs molettés, lorsqu'enfin je la déterminai à prendre de vos Poudres. L'extrêmité où elle étoit l'y engagea, ayant résisté pendant un mois aux instantes sollicitations que je lui faisois d'y mettre sa confiance ; elle en prit quatre prises dans 4. jours, sans qu'elles lui procurassent aucune évacuation : tout le bien qu'elle en ressentit fut de sentir ses forces revenir & son dégoût se dissiper ; elle ne pouvoit avant de prendre vos Poudres qu'à peine aller de son lit au feu, & cependant ces quatre jours ses jambes se raffermissoient, & elle prenoit du bouillon, de la soupe, & du vin ; mais il lui prit une crise si considérable, des douleurs & convulsions si fortes qu'on crut qu'elle alloit mourir. Son état m'étonnant, & n'en sçachant pas davantage, plein de confiance en votre Instruction, je lui fis prendre une 5. prise qui provoqua un débouché par le haut & par le bas si considérable & des matières si puantes que personne ne pouvoit soutenir. Après cette évacuation elle se leva de son lit, bût & mangea assez bien ; on la laissa reposer deux jours, après lesquels on lui redonna encore de vos Poudres de 2. jours l'un pendant 8. à 10. jours. Les 2. ou 3. premieres prises lui resterent également que les précédentes sans évacuations, elle eut encore une petite crise, mais beaucoup moins abondante en évacuation. Bref, elle prit 16. prises dans l'espace d'un mois qui la rétablirent au point qu'étant en campagne en Septembre & Octobre , elle alloit tous les Dimanches à pied & revenoit d'une demie lieue de chez une de ſes ſœurs.

A peu près dans le commencement du mois de Novembre , elle reſſentit encore ſes douleurs de poitrine & de colique dans le bas ventre ; elle revint auſſi-tôt à Poitiers , elle prit 4. ou 5. priſes de vos Poudres qui lui firent des merveilles , elle s'eſt toûjours bien portée depuis ; il y a , comme vous le voyez, un an & plus qu'elle eſt guérie , & elle me diſoit , il y a 4. jours , qu'elle étoit auſſi forte qu'elle avoit été à l'âge de vingt-cinq à trente ans.

Un de mes neveux , fils de Mr. Bruicet , Procureur en notre Préſidial , eut , il y a environ 8. mois , une fluxion de poitrine ; deux priſes de vos Poudres le guérirent tout à coup ſans aucune ſaignée : quelque tems après il lui ſurvint une ſurdité qu'il ſupporta pendant deux mois , & dont il fut guéri par une ſeule priſe.

Une ſeule priſe produiſit le même effet ſur un Païſan également attaqué d'une fluxion de poitrine dans le Bourg de Smarne près Poitiers : même ſuccès ſur une ſervante de Mr. Bruicet mon beau-frère.

Il eſt encore notoire dans la ville que le ſieur de la Gueffrier Officier de milice fut guéri , il y a trois ans , par le ſecours de vos Poudres , d'une hydropiſie pour laquelle on étoit ſur le point de lui faire la ponction qu'il refuſa de ſe faire faire , & prit de vos Poudres.

Il eſt également à la connoiſſance de tout le monde que le ſieur Couder aubergiſte du Palais Royal en cette Ville a été guéri d'un fquirre par vos Poudres , après avoir épuifé tous les remèdes qu'on lui indiqua ici & à Paris où il alla pour fe faire traiter , & d'où il revint , y ayant été décidé que fon mal étoit incurable , &c.

Signé , *Chevallier* , Profeffeur en Droit.
'A Poitiers le 6. Décembre 1757.

Dyffenterie.   *Éréfipelle.*
Sciatique.

J'Ai guéri un Soldat qui avoit depuis long tems une dyffenterie violente , & qui en eft quitte au moyen de deux prifes , ce dont les Médecins n'avoient pû venir à bout pendant un mois qu'il étoit refté à l'Hôpital. Un de mes amis attaqué d'une fciatique rhumatifmale avec éréfipelle en ufe depuis hier & s'en trouve déjà foulagé , il les continuera jufqu'à parfaite guérifon. Pour moi , graces au long ufage que j'en ai fait & qui m'a tiré de toutes mes infirmités , je n'en ai point actuellement befoin , &c.

Signé , de *Ruffy* , Lieutenant Colonel du Corps Royal artillerie , Bataillon de Chabrié.

'A Minden en Allemagne , le 10. Décembre 1757.

Goute.

J'Ai l'honneur de vous écrire au fujet de Mr. le Marquis de l'Ordat : fe trouvant fouvent attaqué des humeurs de goute qui fe jettoient fur les extrémités , tantôt fur un pied, tantôt fur l'autre, avec un gonflement fur les malleoles jufques à moitié jambe, avec inflammation & tenfion : les douleurs étoient fuportables. La derniere attaque qu'il a eû commença le 8. de Septembre dernier qui lui a duré environ un mois & demi ; elle fut fi forte que l'enflure, la tenfion & l'inflammation lui monterent jufques à la partie moyenne de la cuiffe. Ayant lû votre Traité avec attention, j'ai trouvé plufieurs certificats à pouvoir réfoudre l'humeur de la goute : en conféquence Mr. le Marquis de l'Ordat fe réfolut de prendre votre Poudre de la maniere qui fuit, felon le certificat figné de Mr. le Chevalier de la Cour Commandant d'Auxerre ; il s'en eft très-bien trouvé. Vos Poudres lui font faire de grandes évacuations, beaucoup de bile, de glaires : elles le menent fans le moindre reffentiment de douleur. Il fe trouve fort libre après ces grandes évacuations, la jambe s'eft détendue totalement n'ayant point reffenti la moindre douleur depuis la derniere attaque, &c.

Signé, *Cau*, Maître Chirurgien de Bram par Caftelnaudari.

A Bram, haut Languedoc, le 14. *Décembre* 1757.

Fiévres putrides.   *Oppreffion.*
Fiévre d'accez.   *Mal de tête.*
Dépôt.

IL y a 14. ou 15. ans que je fais de vos Poudres un ufage exclufif de tout autre remède dans les maladies que j'ai eu durant ce tems-là, comme des fiévres putrides donl j'étois guéri par 3. ou 4. prifes dans 7. ou 8. jours, tandis que dans mon voifinage on mouroit dans moins de temś : elles me dégagerent dans une autre circonftance d'un dépôt qui occupoit tout le deffous des côtes & qui ne s'annonçoit depuis quelques jours que par une douleur qui m'empêchoit de refpirer, à laquelle fe joignit une fiévre brulante, une oppreffion & un mal de tête extraordinaire. La premiere prife qui me fit aller plus de vingt fois dans la journée & plufieurs fois dans la nuit décéla ce dépôt que j'ignorois par les matières de fang caillé & de pus dont le baffin fe trouva rempli ; je repetai le même remède le furlendemain. La pointe que je fentois diminuer peu à peu fe diffipa le troifiéme jour avec le mal de tête & l'oppreffion ; la quatriéme prife fit ceffer la fiévre totalement, & je reftai peu de jours en convalefcence. Le Médecin & Chirurgien de la campagne où j'étois en furent les témoins : j'ai continué l'ufage des Poudres les années fuivantes en deux tems de l'année & feulement par précaution ou pour des legères fiévres qui manquoient au troifiéme ou quatriéme accès, &c.

Signé, *Benech*, Avocat en Parlement au fauxbourg S. Michel.

A Touloufe le 25. *Janvier* 1758.

Dartres.　　　　　*Gonorhée virulente.*

LA perfonne attaquée de dartres dont j'ai eu l'honneur de vous parler dans ma derniere, fe trouve parfaitement guérie par l'ufage de votre Poudre, mais il convient d'ajouter que ces dartres avoient été précédés d'une Gonorhée virulente qui lui a duré dix-huit mois, & dont l'écoulement a été enfin arrêté par le long ufage de votre Poudre. De ces divers & dangereux accidens il ne lui refte plus qu'une efpêce d'incommodité qui eft que les vaiffeaux (des endroits où étoit le fiége de la Gonorhée) font affoiblis de façon que lorfque l'envie d'uriner la preffe un peu fortement, il faut que dans la minute elle y fatisfaffe, &c.

Signé, *Judde* Ecuyer Confeiller-Sécrétaire du Roi honoraire, Chevalier de l'Ordre du Roi, Seigneur de Soifi fur Seine, Ruë-neuve des Petits Champs.

A Paris le 14. *Février* 1758.

Paralyfie.

IL y a deux ans que j'ai fait prendre de votre Poudre à ma femme dans une maladie qu'elle eut ayant la moitié du corps perclus. Après avoir reçu tous les droits de l'Eglife & délaiffée de tous les Médecins & Chirurgiens de notre Ville & celle de Tours, je lui propofa de prendre votre Poudre ; elle en prit de cette maladie là 15. prifes dans 8. jours ; elles lui ont fait faire 160. felles, & elles l'ont mife fur pied 10. jours après, ayant été bien gouvernée : elle rétablit fa fanté dans moins d'un mois, ne fe fentant plus aucun mal, &c.

Signé, *le Comte Meffager d'Amboife.*

A Tours en Touraine, le 15. *Février* 1758.

Fiévre maligne.

AYant expérimenté l'ufage de vos Poudres qui me furent indiquées, il y a quatre ans, par un Capitaine de Cavalerie, lequel ufage de trois à quatre prifes emporterent une fiévre maligne que ma femme avoit, & de très fâcheufes fuites de fa couche, je prens la liberté, &c.

Signé, *Louis Laurent*, Marchand.

A Bainville par Nancy en Lorraine, le 28. Février 1758.

Abcès aux Bourfes.

JE ne puis vous dire combien vos Poudres ont été avantageufes à nombre de perfonnes attaquées de différentes maladies qui ne font malheureufement que trop communes dans notre armée, & je ne puis douter que ce ne foit à leurs effets bienfaifans que je dois la fanté dont je jouis malgré les fatigues que nous avons effuyées, quoique depuis fix mois je n'en aye pris que deux prifes ; & tout récemment un de mes domeftiques vient d'être guéri par leur moyen d'un abcès confidérable aux bourfes occafionné par une violente preffion du tefticule froiffé cruellement en montant étourdiment à cheval, &c.

Signé, *de Ruffy*, Lieutenant-Colonel du corps Royal artillerie, Bataillon de Chabrié.

A Wefel le 9 *Avril* 1758.

Vomiſſement.   *Ulcére.*
Hémorroïdes.   *Abbattement.*
Surdité.   *Etourdiſſement.*
Foibleſſe.

SUr la fin de l'année, il y a quatre ans, je fus pris, étant encore couché, d'un vomiſ-fement à pleine bouche qui ne continua point. Etant demeuré tout-à-fait abbattu, la tête & l'eſprit tout enveloppé, les Médecins venus le ſoir me trouverent une groſſe fiévre, dirent que j'avois le corps plein de poiſon ; on me donna l'émétique qui me fit les plus grands effets par haut & par bas dont je demeurai long tems comme un homme qui alloit mou-rir ; bref, avec le tems la connoiſſance de votre Poudre & le livre qu'un ami me prêta, en ayant pris pluſieurs priſes, je me ſuis ré-tabli. De plus, j'avois des hémorroïdes les plus vives & violentes ſans pouvoir reſpirer, touſſer & cracher que je ne ſouffriſſe des dou-leurs exceſſives dans l'eſtomac & tout le corps : une de mes jambes s'étant ulcérée, & une ſurdité des plus grandes preſque tout en même tems m'étant ſurvenue, ayant repris & continué vos Poudres j'ai de ces accidens été auſſi parfaitement guéri, &c.

Signé, *le Comte*, ancien Avocat & Procureur du Roi de l'Amirauté de la Hougere.

[A *Valognes*, baſſe *Normandie*, le 12. Avril 1758.

Maladie populaire. *Fluxions de poitrine.*
Pourpre. *Hémorroïdes.*
Pleuréfies. *Vers*

PEndant l'hyver de 1756. il regnoit ici des maladies populaires, je fis venir de vos Poudres, j'en fis l'effai fur un homme de trente ans abandonné du Médecin; on étoit fur le point de lui donner l'extrême Onction. Sa femme qui a été mon domeftique me toucha par fes pleurs, je lui dis qu'elle ne devoit pas défefpérer de fon mari s'il pouvoit avaler de la façon que je lui indiquai, une prife de vos Poudres; il la prit à 11. heures du matin, elle opéra trois heures après: le malade jetta quantité de vers & autres ordures, fon Médecin fut le voir fur les cinq heures du foir, il ignoroit ce que le malade avoit pris, il croyoit que c'étoit de fes remèdes; & après lui avoir touché le poux & ventre, & fait quelques interrogats, il chanta victoire; on vint m'en avertir, cela me tranquillifa & m'enhardit à faire prendre fecrettement une feconde prife dès le lendemain, elle fit merveille & le malade fe croyoit hors d'affaire; cependant le mal étoit fi obftiné que le pourpre ne parut que 8. jours après la premiere prife; le malade fe levoit déjà; je lui en fis prendre une troifiéme qui a fuffi à lui rendre fa premiere fanté.

Un autre jeune homme de 20. ans attaqué de la même maladie, à qui les remèdes ordinaires ne faifoient rien & qui ne pouvoit plus avaler que dans une tettoire, en prit une partie de prife dans cette tettoire, ce qui lui protura des évacuations qui l'ont mis hors de danger, fans qu'il le fache, parceque le Médecin l'avoit prévenu que s'il faifoit ufage de vos Poudres il l'abandonneroit ; de façon que fes parens lui donnerent cette partie d'une prife dans un moment où le malade avoit comme perdu la connoiffance.

Je ferois trop long fi je faifois l'énumération des perfonnes qui depuis ce tems fe font guéries de pleuréfies, de fluxions de poitrine & autres maladies avec vos Poudres.

Au mois de Janvier dernier ma femme accoucha affez heureufement à deux heures du matin, il lui prit un petit bénéfice, mais un inftant après fes couches elle fut tourmentée par des hémorroïdes de la groffeur d'un œuf de poule : elle ne pouvoit refter un inftant dans la même attitude, elle s'agitoit continuellement : elle me pria plufieurs fois de lui donner une prife de vos Poudres, j'héfitai trop à le faire, enforte qu'elle profita d'un inftant que j'étois forti fur les cinq heures du foir pour en prendre une prife qui lui procura fans autre fecours cinq évacuations & appaifa confidérablement les douleurs hémorroïdales, enforte qu'elle répofa ; & le furlendemain elle en prit une feconde prife qui quoiqu'elle ne lui ait procuré qu'une felle la guérit totalement des hémorroïdes, &c.

Signé, *de Huve*, Chevalier Prévôt de Fontenoi.

A Fontenoi-le-chateau en Lorraine par Nanci & Epinal le 15. *Avril* 1758.

Indigestion.   *Douleurs d'estomac.*

LA confiance que j'ai en vous par le succès de vos Poudres, & la guérison presque toûjours radicale qu'elles ont opéré dans différentes personnes de ce pays-ci, & sur tout à moi-même, puisque depuis près de deux ans je ne pouvois rien digérer, & que dès que j'avois mangé quelques viandes un peu plus salées qu'à l'ordinaire ou quelques ragoûts, il falloit les vomir : avec le secours de douze prises de vos Poudres j'ai été entiérement guéri & ne sens plus d'indigestion & presque point de douleurs d'estomac, &c.

Signé, *Tissier*, Notaire Royal & Procureur du Roy au grenier à sel.

A Gannat en Bourbonnois, route d'Auvergne, le 3. Mai 1758.

Vomissement.
Fiévre continue avec redoublement.

LA confiance que j'ai en votre Poudre par l'usage que j'en ai fait moi-même lorsque j'ai besoin de me purger, & par les bons effets qu'elle a produit sur mes enfans lorsqu'ils ont été incommodés, ainsi que dans plusieurs maladies de différente espêce à des personnes de ma connoissance qui en ont pris, & récemment pour une personne prise de vomissement, fiévre continue avec redoublement, qui avec trois prises & une quatriéme en deux fois s'est tirée de la fiévre

&

& des vomiſſemens ſans avoir fait aucun autre remède, &c.

Signé, *Leſdos Dubec* chez Mr. de Val-
liquierville premier Préſident de la
Chambre des Comptes.

A Rouen en Normandie, *le* 24. *Juillet* 1758.

Mal d'eſtomac.   *Eréſipelle.*
Glande.   *Scorbut.*
Fiévre maligne.   *Humeurs froides.*
Tumeurs.

UNe Demoiſelle attaquée d'un mal d'eſtomac très violent avec des accidens
des plus douloureux a été guérie par le moyen de cinq ou ſix priſes de vos Poudres. Je
ne vous fait point le détail de tous les remèdes qu'elle a pris inutilement, mais j'ai guéri dans notre Hôpital une fille qui avoit une
glande conſidérable au ſein depuis plus de
huit ans : cette glande faiſoit tant de progrès
que je craignois le cancer ; il ſe jettoit ſur la
même partie une éréſipelle très fréquente
avec engorgement douloureux & inflamma-
toire, je lui ai fait prendre de vos Poudres ;
à moins de vingt priſes j'ai la conſolation de
la voir guérie, non-ſeulement de ſon mal au
ſein, mais encore de pluſieurs accidens. J'entrepris cette cure par la réuſſite d'une autre
à peu près ſemblable.

Une femme âgée d'environ 35. ans, preſque déſeſpérée d'une fiévre maligne, après
lui avoir fait recevoir les Sacremens, je lui
donnai une demi priſe de Poudre ſoir & matin. Je continuai ainſi à proportion du bon
effet, la malade s'eſt tirée de la mort. Il eſt

difficile d'exprimer l'abondance d'humeurs qu'elle a renduës & leur infection.

Une autre jeune enfant de 14. à 15. ans attaquée d'humeurs froides & pleine de tumeurs étonnantes par leur dureté & leur quantité eft déjà beaucoup mieux, quoiqu'elle n'ait encore pris que 18. ou 20. prifes de vos Poudres. Les tumeurs molliffent, & fa bouche qui étoit perdue de fcorbut fe nétoye & fait très bien.

Une Demoifelle de ma connoiffance qui n'eft pas de Caen, doit vous avoir écrit qu'elle a été guérie d'humeurs froides des plus invétérées, & qu'on regardoit comme incurables. Après avoir tenté inutilement tous les fecours de la Médecine, elle eft radicalement guérie, mais il eft vrai qu'elle a pris au moins 120. prifes de Poudre, &c.

Signé, *M. le Roux*, à l'Hôpital général S. Louis.

A Caen le 1. *Août* 1758.

Douleur.	*Conftipation.*
Dartres.	*Crachement de fang.*
Dégoût.	*Opreffion de poitrine.*
Confomption.	*Tenefme.*

J'Etois depuis 20. ans obligé de me borner à un repas par jour ; j'avois le genou gauche qui me refufoit une partie de fes mouvemens ; j'avois l'haleine coupée quand je montois, quoiqu'avec lenteur, un efcalier ; j'avois de tems en tems des dartres fur les mains ; j'en avois actuellement, quand pour m'en délivrer j'ufai d'une prife de votre Pou-

ûre qui les fit partir, & elles difparurent abfolument après la feconde prife. Je fus agréa-
blement furpris de ce que mon genou avoit
recouvré fes mouvemens, de ce que mon
appétit ne me permettoit plus de me paffer
de fouper, & enfin de ce que je montai les
efcaliers avec célérité & fans aucune peine.

Jeanne Bote ma cuifiniere crachoit du fang,
& étoit fort opreffée de la poitrine. Elle a été
totalement guérie après avoir incorporé deux
prifes de ladite poudre.

Mr. Fabry le cadet, neveu de mon époufe
étant tombé en confomption, avoit pris tous
les jours ouvriers pendant au moins quatre
mois de ladite Poudre qui l'a rétabli parfaitement.

Mr. Jean Gilis peintre à Tournai me mande que Mr. fon frère Abbé, à la fuite d'une
longue conftipation, fut affailli du tenefme accompagné de tranchées fort aigues qui ne
laiffoient de cours qu'à des biles & glaires
mêlées de fang, & qu'une feule prife l'avoit
guéri de toutes ces incommodités, &c.

Signé, *Dupont de Caftille*, ancien grand
Juge de la Jurifdiction Confulaire,
Confeiller-Sécrétaire du Roy, maifon
& Couronne de France.

A Valenciennes en Hainaut, le 1. Août 1758.

Rhumatifmes.   *Indigeftion.*
Vomiffement.

MAdemoifelle la Place étoit depuis 25.
ans fujéte à des Rhumatifmes, à des
indigeftions telles, qu'elle vomiffoit fréquem-

ment les mets qu'elle avoit incorporés ; elle mangeoit depuis long-tems précisément par raison & sans appétit. Mr. de Ruffy lui a conseillé l'usage de vos Poudres, elle y a eu recours. Elle mange actuellement avec appétit, elle ne vomit plus, ne sent plus ni indigestions ni autre incommodité.

Mr. de Blair notre Intendant n'étoit cy-devant point prévenu en faveur de vos Poudres, mais depuis qu'il a vû le concierge de l'hermitage arraché avec leur secours des bras de la mort, il a changé de sentiment, il en a même fait prendre à plusieurs reprises à Madame l'Intendante qui s'en loue.

Marie Alexis Close étoit depuis six mois attaquée d'indigestions continuelles, elle avoit le teint fort pâle (c'est une pauvre fille de mon voisinage) je lui ai fait présent de trois prises de votre Poudre, elles lui ont rendu sa parfaite santé, &c.

Signé, *Dupont de Castille*, ancien grand Juge de la juridiction Consulaire, Conseiller Sécrétaire du Roy, maison & Couronne de France.

A Valenciennes le 5. Septembre 1758.

Apoplexie.　　　　　*Bile épanchée.*
Paralisie.

JE me flatte que vous aurez la même bonté que vous eutes au mois d'Octobre 1752 de me répondre sur la consultation que je vous demandois pour prévenir l'apoplexie & paralisie, dont j'avois déjà éprouvé une attaque violente & craignois une rechute. Par ordre de Mrs. nos Medecins, j'étois faigné deux fois par mois, mais depuis que j'ai fait ufage de vos Poudres comme vous me l'aviez prefcrit, je n'ai fenti aucun fymptôme de ces attaques, & me fuis délivré totalement de ces fréquentes faignées.

Une Dame âgée de 70. ans avoit une bile épanchée fur tout fon corps, & ne pouvoit faire ufage d'aucune nourriture. On n'attendoit d'elle que la mort : par l'ufage qu'elle a fait de dix prifes de vos Poudres, elle a recouvré fa fanté, & en jouit fans interruption, quoique cet épanchement eut paru depuis près de deux ans, &c.

Signé, *Breton*, Directeur des poftes.

A Chateau-Dun en Dunois, ce 8. Septembre 1758.

Maladie épidémique confiflant en pleuréfies malignes.

UNe maladie épidémique qui confiftoit en pleuréfies malignes regnoit au mois d'Avril & de Mai dernier à Fontenoi-le-Chateau qui eft un gros bourg de Lorraine à 4. lieues au nord de notre maifon : déjà dix-huit grandes perfonnes étoient mortes entre les mains des Médecins, lorfqu'on s'avifa de donner, à plus de quarante perfonnes attaquées des mêmes maladies, de vos Poudres : trois ou quatre prifes données à chaque malade les ont toutes tirées des portes de la mort au grand étonnement du Médecin du lieu qui faute en l'air quand on lui parle des Poudres de Mr. Ailhaud. Un coup qui l'a déconcerté, le voici : il fut appellé pour aller voir deux mala-

des dans la même maison. Il les examina &
abandonna celui qui lui parut le plus malade ;
& dit qu'il étoit inutile de lui donner le moindre soulagement & qu'il alloit mourir : il se
chargea de celui qui ne lui parut pas si malade , il lui donna des remèdes & trois jours
après il expira. Pour celui qu'il abandonna ,
on lui donna en secret de vos Poudres , & il
se trouva hors de danger quand l'autre se mouroit. Jugez , Monsieur , de la surprise de notre Docteur quand il apprit ce qui s'étoit passé , &c.

    Signé , *F. Jean-Baptiste Marescal* ancien
    Définiteur des Recollets de Lorraine ,
    à Conflans en Bassigni , par Vesoul &
    Faverney en Franche-Comté.

A Conflans le 2. Octobre 1758.

Rhumatisme gouteux.

IL est certain que je suis le premier dans
cette contrée qui aye fait usage de votre
Poudre purgative. Je commençai à la prendre en 1744. & c'est à ses bons effets que je
dois la guérison d'un rhumatisme gouteux qui
me faisoit beaucoup souffrir. Nombre de personnes dans ce pays en ont pris à mon imita-
tion pour différens maux , & elles s'en sont
bien trouvées , &c.

    Signé , *Malet* , Ecuyer par Toulouse &
    Montre-jeau.

A Ville-neuve de Lecussan le 8. Octobre 1758.

Crachement de sang. **Mal de tête.**
Étourdissement. *Mal de gorge.*
Vers.

VOici une cure que votre Poudre a opéré sous mes yeux, c'est à une nommée Md!le. l'Ecuiée personne connue dans Paris par ses vertus & son mérite. Ladite D!le. étant malade & languissante depuis bien des années avoit, pour ainsi dire, épuisé l'art de la pharmacie, sans trouver de soulagement à ses maux qui étoient sans fin, des crachemens de sang fréquens, des continuels & violens maux de tête, des étourdissemens qui faisoient craindre l'apoplexie pour laquelle on faisoit des fréquentes saignées du pied & du bras, des maux de gorge, souvent de la fièvre, un grand dérangement de toute la machine.

Il y eut plusieurs consultations ; on lui fit prendre tout ce qu'on peut ordonner en pareil cas, on en revenoit toûjours à la saignée qui devint si fréquente, qu'elle m'a dit que c'étoit beaucoup quand elle pouvoit passer trois semaines sans être saignée du pied & du bras en même tems. On lui conseilla l'air de la campagne, quoique très bon ici il n'étoit pas capable de la guérir ; on lui parla de vos Poudres, elle fit la lecture de votre Traité qui acheva de la persuader d'en prendre. Les premieres prises la rendirent plus mal, mais remplie de courage, elle se soutint & se conduisit comme vous l'enseignez dans votre Traité. La distance de votre séjour, qui va à plus de trois semaines avant qu'on ait vos réponses, la fit écrire au R. P. Felix, afin d'être plus à portée de secours : la grande expérien-

ce qu'il a faite de vos Poudres l'a mis en état
de la conduire comme vous auriez fait. Il eſt
incompréhenſible tout ce qui eſt ſorti de ſon
corps, des humeurs de toute eſpêce, entr'autres une poche de vers qui étoit comme des
petites épingles tous blancs & bien vivants,
car on les voyoit remuer ; il y en avoit une
quantité prodigieuſe : depuis ce tems elle ſe
porte de mieux en mieux, tous les accidens
ont diſparu, & le mal a ceſſé par l'uſage de
votre Poudre ; il eſt vrai qu'elle en a pris ainſi
que moi une bonne doſe, elle n'en prend
préſentement qu'une fois ou deux par mois
pour ſoutenir ſon embonpoint.

Il y a bien de perſonnes dont je ne vous
parle point, qui ſe ſont guéries par quelques
priſes, &c.

Signé, Fontaine

A Seaux Bourg de l'Iſle de France, le 24
Oĉtobre 1758.

Fièvre.	*Douleur.*
Colique.	*Hidropiſie.*
Jauniſſe.	

J'Atteſte qu'ayant été attaqué après le Siége
de Bergopzoom d'une maladie épidémique, comme preſque toutes les troupes qui
étoient à ce Siége, qu'on nommoit la fièvre
de poldre, m'ayant fait médicamenter par la
Faculté de Namur avec les remèdes ordinaires, à la ſaignée près dont je ne voulus point
qui avoit déjà tué deux de mes domeſtiques ;
on me fit paſſer la fièvre à force de quinquina,
mais il me reſta une colique contigue avec
des redoublemens que je gardai près de deux

ans. Le mal empira fi fort que je fus forcé de garder la chambre pendant huit mois à Metz où la Faculté s'empara totalement de moi & épuifa fur mon pauvre corps toute fa fcience, ce qui fut bientôt fait. Elle me fit prendre au moins 130. médecines, les eaux de Vals, de l'huile d'amande douce, l'elixir de clorius, les goutes hotman, la valeur d'un tonneau de chicorée fauvage ou de camamille, fans compter une grande quantité de Poudre d'acier. Avec tous ces remèdes les redoublemens ne firent qu'augmenter ; le dernier répandit une jauniffe univerfelle fur tout mon corps. Plus fec qu'une allumette, j'avois la voix & la vûe quafi éteinte, quand enfin je me déterminai à céder aux follicitations preffantes de Mr. le Procureur général de Metz mon intime ami qui m'exhortoit depuis huit mois à prendre les Poudres d'Ailhaud, me faifant voir les effets merveilleux que ce remède avoit opéré en faveur de Madame fon époufe, fur lui & fur cinq cent autres perfonnes de ma connoiffance à moitié morts. Par un coup de défefpoir je me révolte contre mes tyrans, & malgré les anathêmes qu'ils avoient lancés contre ce remède qu'ils m'avoient annoncé être brûlant, corrodant & calcinant, je le pris, & à la troifiéme prife toutes les obftructions dont j'étois accablé, & la jauniffe difparurent ainfi que les douleurs ; j'en pris fept jours de fuite. Mr. le Comte de Segur Commandant à Metz & tous mes amis vinrent me voir, regardant ma güérifon comme un miracle. Je pourrois citer le nommé Chevalier charron de profeffion que j'ai guéri d'une hidropifie à Metz, fi bien abandonné des Médecins que le Chirurgien Major du

G v

Bataillon me demanda comme une grace de le dispenser de lui faire la ponction, disant qu'il ne pourroit pas supporter l'opération, qui fut guéri radicalement avec vingt-cinq prises. Je pourrois encore ajoûter au moins deux mille personnes de ma connoissance à Paris, à Versailles, dans les Armées & dans le Corps Royal de l'Artillerie, qui font usage de ce remède, auxquelles pour différentes maladies il a fait des effets merveilleux. Ami de l'humanité & de tout ce qui peut contribuer au bien public, je me ferai toûjours un devoir de faire l'éloge de ce remède dont l'expérience journaliere confond par ses effets salutaires la rage des Médecins qui cherchent à le décréditer : En foi de quoi j'ai donné le présent certificat.

Signé, *Chabrié*, Brigadier des Armées du Roi & Colonel du Corps Royal d'Artillerie.

A Valenciennes le 5. Novembre 1758.

Fistule à l'anus.

J'Ai conseillé l'usage de votre Poudre à beaucoup de personnes qui, ainsi que moi, s'en font très bien trouvées, notamment Monsieur Arbousset négociant de cette Ville qui, avec un usage constant pendant le cours d'une année d'environ deux prises par semaine, a été radicalement guéri d'une fistule à l'anus bien vérifiée par les Chirurgiens, &c.

Signé, *Daïphanty.*

A Alais ce 25. Décembre 1758.

Hydropisie.   *Vapeurs.*
Chancre.

J'Espére que vous aurez bien reçu ma derniere du 27. Décembre qui a croisé la
vôtre du 23. Novembre dont je vous rends
graces : avant que d'y répondre, il faut que
j'aye la satisfaction de vous dire que l'hydropique dont je vous ai parlé dans ma susdi-
te est entiérement guéri, Dieu soit loué,
& qu'après treize prises de votre Poudre, il
se voit en état de vaquer comme cy-devant
à ses affaires au grand étonnement de la Faculté & de tous ceux qui le connoissent.

Je viens encore de guérir un des enfans
de mon cuisinier âgé de 4. ans & malade
depuis sa venue au monde : sa femme attaquée d'une maladie des plus singulières qui
la faisoit souvent extravaguer, est à moitié guérie par deux prises de votre Poudre.
Au reste je vous dirai que la lettre de Mr.
Thiery n'a point trouvé l'approbation ici,
tous ceux qui l'ont lue, étant à peu près ou
tout-à-fait convaincus de la bonté de vos
Poudres, s'en font moqués.

Malgré les grands effets de votre Poudre, croiriez-vous, Monsieur, qu'il y a cependant encore ici des cœurs assez durs &
assez mauvais pour les contredire en face.
Un homme de distinction de cette Ville mon
ami, attaqué d'un chancre dans le gosier,
étant très mal, je lui conseillai beaucoup de
se résoudre à la cure de vos Poudres ; il se
laissa persuader & me promit d'en prendre
des miennes, si je voulois lui en donner,

pour être fûr de fon fait ; l'exemple que je
lui citai d'un homme qui l'hyver précédent
fut heureufement guéri du même mal au
moyen de votre Poudre lui mit le cœur
au ventre, mais fon Médecin arrivant enfuite chez lui , il eût la foibleffe de lui con-
fier la chofe , fur quoi il m'envoya incontinent un domeftique pour me remercier des
bontés que je lui avois témoigné , mais que
fon Médecin l'ayant affuré que la Poudre en
queftion étoit très mauvaife & très dangereufe , il ne pouvoit fe réfoudre à la prendre ; je ne fçai ce que le pauvre homme de-
viendra.

Signé , *de Marteville* Miniftre de la République des Provinces-unies des Païs-bas
à la Cour de Drefde.

A Stockolm le 10. *Janvier* 1759.

Mal de tête.　　　　　*Paralyfie.*

UN Curé qui eft à mon voifinage, qui a
porté un mal de tête pendant vingt ans ,
& qui avoit toûjours fa tête pleine de fueurs ;
votre Poudre l'a fort bien guéri & fe porte
bien. De plus un Recollet Gardien de la Ville
d'Ath en Hainaut fut pendant huit mois fur
un lit , je ne fçai fi c'étoit un rhumatifme
univerfel ou paralyfic, tellement qu'il n'auroit
fçû fe fervir d'aucun de fes membres : ayant
ufé de votre Poudre pendant huit jours , il
s'eft levé habillé feul & eft allé chanter au
chœur avec les autres.

Signé , *Buifferel*, Curé du Village d'Orbois,
Au Walon-Brabant le 16. *Janvier* 1752.

Goute.	*Dégoût.*
Insomnie.	*Foiblesse.*
Pissement de sang.	*Fluxion érésipellateuse.*
Mal de tête.	*Fiévre lente.*
Ulcéres véroliques.	*Hidropisie.*
Vomissement.	

ON ne peut assez admirer & estimer un remède qui garantit des douleurs de goute & qui (bien. loin d'avoir affoibli un malade gouteux d'un âge avancé) lui a rendu l'appétit, le sommeil & ses forces que lui avoit ôté la fiévre pendant six jours qu'il ne vécût que de bouillon de quatre en quatre heures : vous avez vû dans ma lettre du 19. Janvier dernier ces deux merveilleux effets de vos admirables Poudres : fut-ce là toute leur vertu & propriété, ne mériteroient-elles pas des grands éloges & toute la confiance du public ? mais leur efficacité ne se borne pas là à beaucoup près : indépendamment des deux effets ci-dessus, j'en ai éprouvé d'autres depuis environ deux ans que j'en fais usage : j'ai été témoin de ce qu'elles ont opéré dans ma maison, & je ne puis douter de plusieurs guérisons opérées dans mon voisinage qui tiennent du prodige.

Ayant pris l'année dernière une prise de vos Poudres, je fus surpris le soir d'uriner du sang d'un rouge foncé sans la moindre douleur aux reins ni ailleurs : j'ai recidivé deux ou trois autres fois, en moindre quantité, le jour que je prenois vos Poudres, & j'ai rendu deux fois par la même voye deux grumeaux de sang coagulé & foncé sans la moindre douleur : selon toute apparence ce sang impur avoit resté dans mes vaisseaux uretaires dans le tems que j'avois des coliques néphrétiques il y a environ dix-huit ans.

Il y a environ quatre mois que sortant d'auprès du feu & ouvrant une porte, un gros vent à la faveur d'une fenêtre que je trouvai ouverte me frappa si vivement une oreille qu'elle s'enflamma aussitôt & devint fluxion érésipellateuse : une prise de vos Poudres que je pris le lendemain fit disparoitre l'inflammation & je fus guéri aussitôt.

Mon valet de chambre, qui depuis 7. ou 8. ans n'avoit pû se déterminer à faire couper le peu de cheveux qui lui restoient, avoit un continuel mal à la tête, assoupi & dormant quasi toute la journée, avec la fiévre lente, & rêvassant même quasi toûjours : mon Médecin après avoir examiné son mal, ordonna des remèdes : mais apprenant sept ou huit jours après qu'il les eut commencés que le malade ne s'en trouvoit pas soulagé, je me déterminai à lui faire prendre vos Poudres, & j'eus la satisfaction, il y a environ deux ans & demi, de le voir entiérement guéri par la sixiéme prise de vos Poudres qui lui fit rendre beaucoup de glaires & de sang par le dos, & par les narines beaucoup de sang caillé : il avoit été si mal avant l'usage de vos Poudres qu'il avoit reçu pendant la nuit tous les Sacremens.

Il y a environ dix ans qu'un charpentier, travaillant dans ma maison depuis plusieurs années, fut obligé de cesser de travailler, ayant son corps couvert d'ulcéres véroliques & autres simptômes pareils : le Médecin l'ayant examiné ordonna le grand remède, &

'en chargea le Chirurgien de ce lieu ; mais le malade étant prévenu contre ce remède fort difpendieux, fû mon père le détermina à lui faire prendre vos Poudres, & eut la fatisfaction de le voir entiérement guéri avec onze prifes de vos Poudres, & fi bien guéri, que depuis ce tems-là il fe porte à merveille & n'a ceffé de travailler de fon métier.

Deux femmes de ce lieu ont été guéries de l'hydropifie avec vos Poudres.

Un braffier de ce lieu fermier d'une grange ayant pris imprudemment un remède d'un empirique, tendoit à fa fin, ayant le bas ventre obftrué & dur comme une pierre, & vomiffant tout ce qu'il prenoit jufqu'au bouillon : la nuit du 27. au 28. Février dernier on envoya appeller le Vicaire & le Chirurgien de ce lieu qui s'y rendirent à l'entrée de la nuit : le Vicaire par le confeil du Chirurgien qui croyoit que le malade mourroit dans la nuit, lui donna l'Extrême-Onction, & le Chirurgien fort prévenu de vos Poudres par les merveilleux effets qu'il en avoit vus, donna au malade à minuit une prife de vos Poudres, & à la pointe du jour il lui en fit prendre une feconde prife : les évacuations de ces deux prifes ramolirent le bas ventre & firent ceffer le vomiffement & la fiévre : je me borne aux effets ci-deffus que je certifie être véritables, car je ne finirois pas fi je vous marquois toutes les guérifons opérées par vos Poudres dans tout ce voifinage.

Signé, *le Marquis de Lordat-Bram.*
'A Bram près Caftelnaudary haut Languedoc, le 20. Mars 1759.

Coliques Néphrétiques.   *Enflures.*
Pierres.

PErmettez que j'aye l'honneur de vous écrire les effets merveilleux que vos Poudres ont produit à mon égard. Cela m'oblige par reconnoiſſance à vous rendre de très humbles actions de grace, & en même tems à vous donner un mémoire exact du fait, pour le joindre, ſi vous jugez à propos, à votre imprimé.

J'ai été attaqué d'une retention d'urine aſſez violente le 15. Août 1757. & de grands & fréquens efforts d'aller du corps ſans pouvoir rien rendre par une voie ni par l'autre, avec des grandes coliques & inflammations de reins & de bas ventre dont j'étois tourmenté ; le lendemain matin j'envoyai chercher le Médecin & Chirurgien, qui, après une ſaignée, ordonnerent des bouillons rafraichiſſans, des lavemens & des applications ſur les reins & ſur le bas ventre, des ptiſannes pendant huit jours : je me ſuis trouvé enflé, & me croyant un homme mort, puiſque j'en ai reçu tous mes Sacremens ; l'on a voulu m'appliquer la ſonde, mais je n'ai point voulu le ſouffrir ; toutes les urines qui paſſoient étoient rouges comme du ſang : j'ai conſulté tous les bons Médecins & Chirurgiens de la Ville de Rouën, ils m'ont ordonné un grand nombre de ptiſannes qui ne m'ont pas plus ſoulagé que tous les remèdes ſuſmentionnés ; cependant c'étoit toûjours des grandes douleurs d'uriner, cela m'a duré un an, ſans être deux jours ſans ſouffrir. Un homme de mes amis qui s'étoit ſervi de vos dignes Poudres pour des coliques néphrétiques,

m'en fit préfent de trois prifes : je confultai nos Médecins qui me dirent que je
m'empoifonnerois , & qu'il y en avoit beaucoup qui en étoient morts de mort fubite ;
cela fit que je fus encore quelque tems à me
déterminer , mais le mal devenoit auffi violent qu'auparavant. En 1758. le 4. de Mars
à trois heures du matin j'en pris une prife qui
ne fit aucun effet ; cinq heures après j'en pris
une feconde qui n'eut encore aucun effet ;
cinq heures après j'en pris une troifiéme qui
m'endormit pendant trois heures de tems :
pendant ce tems , les urines pafferent fans
douleur ; je ne fus pas fi-tôt éveillé que je
n'eus pas le tems que l'on me porta fur le baffin
là où le corps fe debonda , de façon que j'en
rendis que l'on ne fçauroit méfurer affez vîte,
& pendant tout ce tems les urines paffoient
toûjours. Ces trois prifes m'ont fait faire
trente felles en deux heures de tems ; j'étois
enflé depuis les jambes jufqu'à la poitrine :
ces merveilleufes Poudres m'ont diffipé toutes ces humeurs en 21. heures de tems. Le 6.
du même mois j'en ai pris une quatriéme prife ; cette feule m'a fait plus que les trois premieres enfemble , en matière différente ; à
la vérité je rendis fans exagération plus de
trois pots de glaire , & pour aller jufqu'à
parfaite guérifon , j'en ai pris quarante prifes
qui m'ont fait fortir fept petites pierres qui
reffemblent à de la brique. Je puis dire que
je ne tiens la vie après Dieu que de vous, &c.
Signé , *Jacques Heriffon* dit *St. Louis*, Valet
de Chambre de M. de Bertengles , Procureur du Roi , des Eaux & Forêts de
Lyon en fa Terre de Lilly en Normandie.
A Lilly le 19. *Avril* 1759.

Fluxión de poitrine.   *Fiévre.*
Crachement de fang.   *Retention d'urine.*
Piffement de fang.

JE vois combien eft méprifable le rôle qu'on joue, en s'efforçant de vouloir perfuader que votre remède eft un poifon, puifque c'eft défavouer la lumiere en plein midi.

Ce n'a été qu'après avoir bien connu la douceur & l'efficacité de votre Poudre purgative, qu'irrité contre les ennemis de l'humanité j'ai défiré me rendre favorable au public. Ne le privez donc pas, Monfieur, de voir ce que j'ai eu l'honneur d'addreffer à Mgr. le Comte de St. Florentin le 19. du courant, non plus que ma Lettre à Mr. Thiery en date du 22. Novembre 1758. vous trouverez le tout fous ce pli, &c.

Signé, *De Nogueret de Teouliere*, près de Puymerol en Agenois à Lafpeyres.

A Teouliere ce 23. Avril 1759.

A Monfeigneur le Comte de S. FLORENTIN, Miniftre-Secrétaire d'État en Cour.

MONSEIGNEUR,

AYant eu l'honneur d'informer VOTRE GRANDEUR au mois d'Avril 1758. des merveilleux effets que j'avois vû opérer à la Poudre purgative de Mr. d'Ailhaud Confeiller-Secrétaire du Roi, & Docteur en Médecine de la Faculté d'Aix en Provence, & ayant enfuite vû l'obfervation que Mr. Thiery, Docteur Regent de la Faculté de Médecine de Paris , fit inférer dans le Mercure du mois de Mai de la même année contre ce remède , incité de plus en plus fur l'utilité du public , j'adreffai dans une lettre à l'Auteur du Mercure un Mémoire touchant l'expérience que j'avois de la Poudre , lequel j'appuyai de diverfes guérifons opérées par ce même remède fuivant le témoignage des Grands qui ont figné les Lettres à la fuite du Traité de Mr. d'Ailhaud , dont j'en dénommois plufieurs en citant la page ; & par madite Lettre je recommandois que mondit Mémoire fut inféré dans le premier Mercure.

J'eus enfuite l'honneur d'écrire en date du 22. Novembre 1758. à Mr. Thiery pour lui demander des éclairciffemens qu'il n'a pas fans doute cru pouvoir me donner , puifque j'attends encore fa réponfe , de quoi je n'ai pas été grandement furpris , mais que Mr. Lutton ait négligé d'inférer mon Mémoire dans le Mercure , j'en demeure étonné , vû que le public auroit plus befoin d'être inftruit de ce qui regarde la fanté que de toute autre chofe.

Nonobftant tout , la Poudre fait toûjours miracle en faveur de ceux qui en ufent comme il faut : j'en ai moi-même pris & vû prendre , avec tout le fuccès defiré , plus de cent prifes dans un an , & jufqu'à quatre prifes dans un jour.

Quatre prifes dans cinq jours ont récemment guéri fous mes yeux un jeune homme attaqué d'une fluxion de poitrine avec groffe fiévre : elles lui firent cracher beaucoup de fang d'abord épuré & puis caillé , huit à dix jours après il fut fi bien remis , qu'il danfa fort imprudemment beaucoup , c'étoit les trois derniers jours du carnaval dernier , fans

en avoir cependant reſſenti aucun mal , de
quoi Mr. Vandermonde, Docteur Regent de
la Faculté de Médecine de Paris , me ſçaura
ſans doute gré de l'avoir informé & de bien
d'autres circonſtances touchant les effets de
la Poudre.

Un homme à qui la Médecine a épuiſé la
bourſe (l'uſage de tous les remèdes conſeil-
lés lui faiſoient déſeſpérer de ſa guériſon)
ayant la mort peinte ſur ſon viſage , ſouffrant
de très vives douleurs d'une rétention d'urine , piſſant le ſang tantôt épuré & tantôt
caillé ; cet homme, dis-je, s'étant enfin ſervi
depuis long tems de la Poudre que je lui con-
ſeillai m'eſt venu voir depuis peu tout réjoui ,
& m'a dit que tous les ſymptômes douloureux
qui lui faiſoient craindre avec raiſon la mort
ont ceſſé ; il a beaucoup groſſi , ſon viſage
eſt très bon , & il compte d'être fort près de
ſa parfaite guériſon à la honte de bien des
gens qui le jugeoient perdu ſans reſſource.

Je ne ſçaurois enfin trop louer cet admirable remède vû ſon excellence dans tous ceux
qui en uſent comme il faut. Un bon nombre
de lettres que j'ai reçûes pour vérifier certain mal qu'on en diſoit, prouvent aſſez combien le public a intérêt de réconnoître le vrai
dans tout ce qu'on met en avant pour l'en
dégouter : VOTRE GRANDEUR en pourra
voir trois des plus briéves que je mets ſous ce
pli & me fera, s'il lui plait, la grace d'approuver mon zèle en faveur de ce même public :
c'eſt ce que je puis oſer eſpérer ayant l'honneur d'être avec un très profond reſpect, &c.

Signé , *de Nogueret de Teouliere*, ancien Officier d'Infanterie.

*A Teouliere près de Puymerol par Laſpeyres en
Agenois le* 19. *Avril* 1759.

A Mr. THIERY, Docteur Regent de la Faculté de Médecine de Paris, au petit Hôtel de Noaille, ruë St. Honoré à Paris.

MONSIEUR,

J'Ai été furpris du contenu en votre déclaration que j'ai vûe dans le Mercure du mois de Mai dernier contre la Poudre d'Ailhaud, de laquelle j'ai fait & fait faire à ma famille & à plufieurs perfonnes de mes connoiffances un ufage confidérable avec fuccès, qui ne peut être qu'apparent felon votre décifion que je me rappelle avec grande affliction, dans la crainte où elle m'a mis au fujet des perfonnes qui ont ofé fuivre mes confeils que j'ai toûjours cependant accordés, & à mon expérience & aux idées fenfibles que Mr. Ailhaud m'avoit données dans fon Traité de l'origine des maladies & de l'ufage de la Poudre imprimé en 1755. Oui, Monfieur, moi-même étant d'un tempérament très vif & non gras, accablé de divers maux compliqués que tous les remèdes confeillés, dont j'avois ufé depuis nombre d'années, n'avoient jamais pû guérir ni même foulager pour un certain tems, mais au contraire ne traînant enfin qu'une vie languiffante trop fréquemment très douloureufe, n'efpérant plus qu'aucun remède pût me fortir du trifte état où je me voyois reduit, j'ai regardé comme un miracle d'avoir crû une perfonne que je rencontrai par hazard chez un de mes parens où je m'étois traité pour m'égayer un peu, où elle difoit des grands biens de la Poudre d'Ailhaud, affurant qu'elle en avoit ufé

& vû ufer avec tout le fuccès défiré : je lui fis
d'abord la guerre fur l'univerfalité du remède
dont il prenoit tant le parti pour tout âge,
tout fexe, tout tempérament & toute maladie dans les divers pays & climats ; fes re-
ponfes me parurent très bien fondées, & nous
nous féparâmes fi bons amis, qu'étant retiré
chez moi, tout bien réflechi, il me fembla
m'approcher de l'heureux moment que je devois entrer dans la pifcine : en effet, n'ayant
rien eu de plus empreffé que d'effayer les
Poudres, j'en envoya chercher tout de fuite
à trois lieues d'ici, où j'appris qu'il y en
avoit des véritables, étant averti de prendre
bien garde à n'être pas trompé, attendu qu'il
y en avoit de fauffes ; j'en pris d'abord autour
de trente prifes, où je ne mis que trois ou
quatre jours d'intervalle, & j'en continuai
l'ufage jufqu'à environ cent trente prifes dans
quinze mois ; tantôt une prife & demi à la
fois, quelquefois deux, m'étant arrivé d'en
prendre deux fois en un jour, tellement que
j'en ai eu pris quatre prifes dans la journée.
A proportion que j'allois en avant, je trouvois toûjours que je gagnois du bon, quoique fouvent il m'ait fallu toute ma conftance
pour réfifter à tout ce qu'on me difoit contre
ce remède ; mais voyant enfin que j'étois un
nouvel homme, dormant bien, ayant bon appétit, reprenant les chairs & la vigueur, j'ai
crû la Poudre de Mr. Ailhaud être le meilleur
remède qu'il y eut, en ayant fait ufer avec fuccès & à ma famille, & à un grand nombre
d'autres perfonnes fans exception d'âge, de
fexe, de tempérament ni de maladie, lefquelles j'ai cruës guéries pour avoir exécuté,
comme il faut, les régles prefcrites par Mr.

Ailhaud. Mais selon vous, Monsieur, me voilà dans l'erreur, & ce n'est qu'en apparence que nous avons été guéris & tirés des portes de la mort par ce remède que j'ai crû pouvoir nommer sanatif & merveilleux.

Il y a cependant bien du consolant pour des personnes qui souffroient & qui se sont vûes talonnées par la mort d'avoir gagné le tems que nous sommes, graces à Dieu, en santé, quoiqu'elle ne doive être qu'apparente. Ce que vous croyez connoître de malin dans ce purgatif, est donc bien lent dans ceux qui en ont pris plus de trois cent prises & qui s'en louent, & autres qui fort avancés dans l'âge se portant bien, disent avoir pris considérablement de la Poudre il y a plus de vingt ans, & assurent n'avoir pas du depuis usé d'aucun autre remède, ni n'avoir pas dessein d'en user d'autre quel mal qu'ils ayent.

Je me perdrois enfin dans les réflexions que ma propre expérience & ce qui est certifié à la suite du Traité de Mr. Ailhaud peuvent me fournir contre ses antagonistes ; & si cet Auteur n'est pas Docteur en Médecine comme vous l'avancez, comment se peut-il qu'il ait osé en prendre le titre avec celui de Conseiller-Secrétaire du Roi, qui font que ceux qui récourent à son remède, y ont d'abord plus de confiance ? Car je l'avoue, si Mr. Ailhaud avoit eu dans chaque contrée un homme aussi crédule & aussi reconnoissant aux apparentes bontés de son remède que je l'ai été, bientôt il auroit empoisonné toute la terre : s'il est vrai toutefois qu'on ne se trompe pas sur ce que l'on dit & contre sa Poudre & contre lui. Dessillez-moi donc, s'il vous plait, Monsieur, dans la prétendue erreur d'où il n'est pas aisé de me faire sortir, si vous n'avez la charité de me faire passer un raisonnement plus clair sur le compte de Mr. Ailhaud & de son remède. J'abhorre tant l'imposture, que s'il est possible qu'il en ait usé, & qu'il m'aye par là occasionné à faire du mal dans le tems que je n'ai pensé au contraire qu'à faire du bien, que je suis prêt à venger de mon mieux la vérité par tout ce qu'elle mé pourra dicter contre le faux.

Je finis en pensant que vous vous êtes trompé sur le compte de Mr. Ailhaud & de son remède, ou cet Auteur est un grand magicien; faites-moi donc, s'il vous plait, la grace de me marquer positivement si je puis continuer de me servir de la Poudre d'Ailhaud, vû les grands biens de la santé qu'elle m'a procuré comme à tant d'autres à qui j'en ai donné, attendu la crainte où je suis d'être complice de leur mort par la suite; c'est ce que j'espére que vous accorderez le plutôt possible à mon affection naturelle pour le public, ayant l'honneur d'être avec une parfaite considération, Monsieur, votre très humble & très obéissant Serviteur,

Signé, *de Nogueret de Teouliere.*

A Teouliere par l'Aspeyres & Puymerol ce 22. Novembre 1758.

Douleur.	*Serrement de gorge.*
Palpitation de cœur.	*Apoplexie.*
Perte de sang.	*Fluxion de poitrine.*

J'Ai l'honneur de vous écrire pour vous apprendre les effets miraculeux que votre

Poudre

Poudre a produit en moi après dix ans de maladie, ayant épuisé la science des Médecins
de mon pays, & pour ainsi dire la boutique
d'un Apoticaire ; la Faculté désespérant de
me guérir, & ne sçachant plus quelle piéce
coudre à mon mal, m'ordonna pour derniere
ressource les eaux de forge que j'ai prises
pendant trois ans, & tous les biens que j'ai
retiré de ces eaux a été la conception d'un
enfant, si tant est que l'on puisse appeller
cela un bien dans la situation où j'étois, toutes les personnes cependant qui s'intéressoient
à moi, furent charmées de cet événement,
& me firent compliment sur ma grossesse,
en me disant qu'il ne pouvoit rien m'arriver
de plus heureux, que cette couche emporteroit ma maladie : j'ai accompli le terme dans
un état de langueur qui faisoit tout craindre
pour ma vie quand je viendrois au moment
critique, maisgraces à Dieu je l'ai passé fort
heureusement vû ma situation. L'enfant ne
s'est point sentie de ma mauvaise santé, &
depuis trois ans & demi qu'elle est née, elle
n'a point encore eu de maladie que la petite
vérole, dont elle s'est tirée à merveille. Mon
Chirurgien se voyant trompé dans l'espérance
qu'il avoit eu que mes couches me tireroient
de ma maladie, me voyant retomber dans les
mêmes accidens, & ne sçachant plus à quel
Saint me vouer me proposa votre Poudre :
plut à Dieu que j'en eusse fait usage dans ce
tems, je me serois épargnée encore deux
ans de souffrance. Je vous ai trop d'obliga-
tions & je croirois manquer totalement à la
reconnoissance que je vous dois, Monsieur,
si je laissois ignorer au public les circonstances de la maladie longue & invétérée, dont vo-

H

tre précieux remède m'a guérie. Il faut remon-
ter à l'origine que j'ai attribuée à la grande
proximité de la mer, puisque, depuis douze
ans que je suis mariée & qu'elle est ma voisine, je n'ai pas joui d'un moment de santé,
si ce n'est depuis vingt-un mois que j'ai commencé l'usage de vos Poudres : deux jours
après que je fus dans cette habitation, je fus
prise d'une faim si vorace, qu'après avoir
mangé dans mes repas trois fois plus qu'à
mon ordinaire, je sortois de table avec autant d'appétit qu'en y entrant, & tout ce que
je prenois me restoit dans le corps, puisque
je fus dix-sept jours sans aller à la selle ; cet
appétit me dura environ trois semaines, au
bout duquel tems, je le perdis tout à fait :
il me sortit une érésipelle par tout le corps,
avec la fièvre dont je fus huit jours assez mal ;
au sortir de cette maladie il me prit un rûme
de cerveau qui m'a duré plus de cinq ans ;
il me tomboit une eau acre & salée comme
l'eau de la mer dans la gorge, ce qui m'occasionnoit une toux continuelle & sans relâ-
che, tant le jour que la nuit, ce qui m'a fait
passer plus de la moitié de ce tems sans
presque entrer dans le lit : j'ai eu pendant
le courant de ces cinq premieres années de
mon mariage deux enfans ; je passai ma premiere grossesse & mes couches aussi bien
que ma situation pouvoit le permettre, mais
sans aucune diminution de cette toux insuportable qui me tourmentoit jour & nuit, &
qui me fit accoucher six semaines avant le
terme ; il ne m'arriva cependant aucun accident de cette venue prématurée, mais l'enfant ne vécut que trois mois : je n'en fus pas
quitte à si bon marché de la seconde, je la

paffai dans un état de langueur à faire peine aux perfonnes qui me connoiffent ; le peu de nourriture que je prenois & les maux que je fouffrois m'avoient fi fort épuifée, que mon enfant penfa périr quand le moment critique fut arrivé, n'ayant plus la force de foutenir cet affaut : j'accouchai cependant avec l'aide du Seigneur, mais l'enfant étoit tout violet, & fut plus de fix minutes fans donner aucun figne de vie ; il ne mourut pourtant point, il a huit ans actuellement.

Il me refta de cette couche une fiévre lente accompagnée de maux de tête avec des douleurs dans l'eftomac, comme s'il y avoit eu quelque bête qui me l'eut dévoré, un befoin continuel de prendre quelque chofe & ne pouvant le faire, une foibleffe mortelle dans tous les membres que je pouvois à peine me foutenir, un battement de cœur infuportable accompagné de fincopes avec des treffaillemens de nerfs & des friffons, une chaleur d'entrailles & des feux qui me montoient à la tête, & toûjours cette toux qui ne me quittoit pas. J'ai été pendant fix mois dans ce déplorable état, fans que les Médecins & Chirurgiens ayent pû rien connoître à ma maladie, au bout duquel tems je fus attaquée de tranchées violentes avec un dévoyement, ce qui dévoila le myftère, puifque, pendant huit jours que dura ce dévoyement, je rendis un nombre prefque infini de petits vers plats qui ne paroiffoient avoir ni tête ni queue, & dont la plûpart étoient attachés les uns aux autres, & formoient une efpêce de chaîne. Cette maladie a duré trois ans, & pendant tout ce tems la fiévre ne m'a prefque point quittée tant journaliere que tierce & quarte & continue , ce qui me fit tomber dans une efpêce de phthifie , & enfuite d'hidropifie ; mais la bonté de mon tempérament me donna la force de foutenir tous les remèdes que l'on me fit prendre. L'on réuffit enfin par ce moyen à diffiper l'hidropifie & détruire en partie les vers , ce qui me donna une lueur d'efpérance de pouvoir recouvrer la fanté , mais je m'étois flattée en vain ; je retomba peu de tems après dans une maladie beaucoup pius fâcheufe que les premieres , que les Médecins n'ont pû connoître , & que je ne pûs pas bien vous définir moi-même : ce douloureux mal qui m'a duré pendant plus de quatre ans me prit par un battement dans la temple du côté droit , avec des douleurs infuportables dans l'œil , il fembloit que l'on me verfoit de l'huile bouillante dans tout ce côté là , en commençant depuis le haut de la tête jufqu'au bout des doigts du pied , & qui remontoit enfuite de la même façon qu'elle étoit defcendue & venoit mourir dans le même endroit où elle avoit pris naiffance. Ces fortes d'attaques me duroient environ fix minutes , pendant lequel tems je fentois un ferrement de gorge comme fi l'on avoit voulu m'étrangler ; la langue enflée , fans pouvoir articuler une parole ; la bouche torfe de laquelle il découloit avec abondance une eau claire & limoneufe ; le bras & la jambe roide comme un bâton , avec une palpitation & un battement de cœur infuportable , & qui me duroit encore un quart d'heure après que l'attaque étoit paffée ; j'avois ce côté là comme mort à l'extérieur pendant douze ou quinze jours que cet incompréhenfible mal me duroit , dont j'avois plus de vingt attaques en vingt-quatre heures ; j'en avois bien le mouvement , mais je n'en avois point le fentiment ; je ne fentois rien de tout ce que je touchois , le chaud ni le froid n'y faifoient aucune impreffion , & je crois qu'on auroit coupé dans la chair , que je ne l'aurois point fenti : il en étoit de même du goût , j'en perdois la moitié , & je ne goûtois prefque point ce que je prenois.

Venons à préfent aux remèdes violens dont il me fallut faire ufage pendant quatre ans , & cela trois ou quatre fois pendant le cours de chaque année , & vous déciderez après cela fi je fuis pourvue d'un bon tempérament. On commençoit d'abord par me faigner du bras , après quoi l'on me donnoit vingt grains d'émétique qui ne me faifoient pas plus d'effet que trois grains auroient pû faire à un autre , enfuite l'on me donnoit un lavement avec l'eau de la mer , le tabac & cinq grains d'émétique ; après cela l'on me faignoit à la gorge , quelquefois deux fois en mettant une heure d'intervalle , & le lendemain au pied avec une emplâtre de mouches cantarides que l'on m'appliquoit entre les deux épaules ; & quand j'avois paffé par toutes ces eftamines , les attaques commençoient un peu à diminuer , & quand elles vouloient me quitter tout-à-fait, il me prenoit un fremiffement dans le côté attaqué , comme fi l'on me l'avoit frotté avec une poignées d'orties ; cela me duroit deux ou trois jours , & enfuite le fentiment & le goût me revenoient peu à peu.

Voilà , Monfieur, l'abrégé des maladies dont, avec l'aide de Dieu, votre excellente Poudre m'a guérie : vous êtes à mon égard ce qu'étoit le Prophête Iſaïe au ſujet de la maladie mortelle d'Ezechias : Dieu s'eſt ſervi de votre main pour compoſer le remède convenable à mes maux, comme il ſe ſervit de celle de ce Prophête pour appliquer le cataplame miraculeux ſur l'ulcére de ce Roi d'Iſraël.

C'eſt mon Chirurgien à qui j'en ai l'obligation, qui, après m'en avoir parlé pluſieurs fois comme je viens de vous le marquer, & voyant mon opiniatreté, m'en fit venir un paquet de Rouën à mon inſçu, & me fit tomber adroitement un de vos Livres entre les mains : je l'ouvris d'abord avec aſſez de nonchalence, mais après avoir un peu parcouru vos remarques ſur l'origine des maladies & ſur l'efficacité du remède propre à les détruire, je trouvai votre raiſonnement ſi juſte & ſi plein de bon ſens, qu'il me prit une forte envie d'en faire l'épreuve ; j'en fis part à mon Chirurgien qui me dit qu'il devoit m'en arriver un paquet inceſſamment. Il n'y avoit pour lors que huit jours que j'étois ſortie des accidens de l'incompréhenſible mal dont je vous ai parlé ; j'étois encore dans un état à vous faire pitié, & j'attendois votre Poudre avec plus d'impatience que les Juifs n'attendent le Meſſie. Elle arriva enfin quelques jours après, & je pris tout le paquet dans quinze jours, mais comme je ſuis extrêmement forte à émouvoir, la premiere priſe ne me fit rien du tout ; le lendemain j'en pris une priſe & demie qui ne me fit pas beaucoup plus d'effet, ce qui me fit prendre le parti de faire une ptiſanne avec du ſené & de la rubarbe dans laquelle je délayai une priſe & demie, & cela me fit aller cinq ou ſix fois : j'en ai pris deux paquets en six semaines ; après cela j'en ai pris pendant six mois une fois tous les mois, & à présent je n'en prends plus qu'une fois tous les trois ou quatre mois.

Il y aura deux ans ce mois d'Août que j'en ai commencé l'usage, & depuis ce tems là je ne me suis point sentie de cette vilaine maladie ; j'avois perdu entiérement les forces & l'appétit, & j'ai, graces au Seigneur & à vous, retrouvé l'un & l'autre.

Permettez-moi donc, après en avoir rendu graces au Seigneur, de vous en marquer ma reconnoissance. Mon mari qui eut une attaque d'apoplexie, il y eut un an le 18. de Mars, dont il lui restoit un engourdissement & une foiblesse dans le côté droit, qui ne pouvoit presque point s'aider de son bras & qui se trouve parfaitement guéri par l'efficacité de votre Poudre, se joint à moi pour vous en faire ses très humbles remercîmens.

Le nommé Jean le Fort de la Paroisse de Penly a été guéri radicalement d'une maladie mortelle avec quatre prises.

Marguerite Garet femme d'un Matelot aussi de cette Paroisse, vient d'être guérie avec deux prises de votre Poudre d'une maladie languissante qui lui duroit depuis six mois, étant abandonnée des Chirurgiens.

Le nommé le Fescene aussi Matelot étoit malade depuis six mois de plusieurs maladies compliquées, entr'autres d'un effort avec perte de sang, une fluxion de poitrine avec une fiévre violente, ce qui l'a réduit dans une espêce d'agonie : il avoit reçu l'Extrême-Onction ; je lui fis prendre une prise de votre Poudre qui lui fit des merveilles, & dès l'après midi il sortit de son lit : je lui en fis prendre une seconde, en mettant un jour d'intervalle, qui le mit entiérement hors de danger, &c.

Signée, *de Roguigny de Montot*, en sa terre de Penly sur mer par Dieppe haute Normandie.

A Penly le 1. Mai 1759.

Épilepsie.

DEpuis plus de quatre ans j'ai mis ma confiance dans votre Poudre avec laquelle j'ai réussi à tirer d'affaire nombre de malades attaqués de différentes maladies, & abandonnés des Maîtres de l'art ; il me seroit difficile d'en faire l'éloge, & de vous rapporter toutes les différentes circonstances dans lesquelles je lui ai vû opérer des effets miraculeux. Jamais je ne l'ai donnée à contretems, & jamais aucune circonstance ne m'a empêché de l'administrer à tous malades.

Il y a deux ans qu'une fille de famille me fut mise entre les mains étant attaquée de l'épilepsie, & ayant usé de tous les remèdes ordonnés par les plus expers Médecins qui n'avoient fait qu'augmenter le mal & réitérer les abcès. J'ai eu le bonheur de la guérir lui faisant user de vos Poudres, de deux en deux jours pendant six mois, &c.

Signé, *Freron*, Maître Chirurgien.

A Lisle - Bouchard en Touraine le .. Mai 1759.

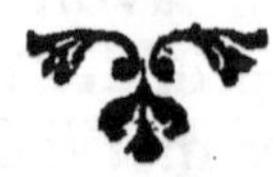

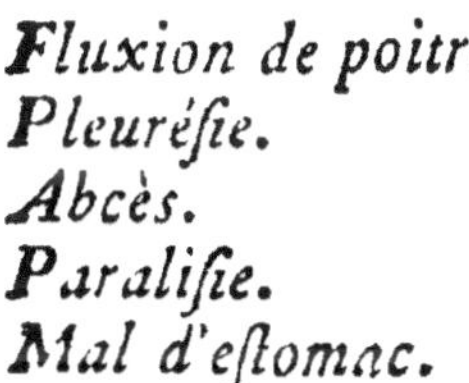

Fluxion de poitrine. *Lait répandu.*
Pleuréfie. *Rûme.*
Abcès. *Fiévre avec convulfion.*
Paralifie. *Tranfport.*
Mal d'eftomac.

APrès Dieu, je dois à votre Poudre & aux foins du R. P. Felix la guérifon d'une fluxion de poitrine, d'une pleuréfie & deux abcès fans faignées ni autres drogues.

Le 26. Février 1759. attaqué d'un grand mal d'épaule & d'un triffon fuivi d'une forte fiévre, je pris à midi contre la volonté de mon Pere incrédule fur votre Poudre, j'en pris une prife qui me fit confidérablement évacuer. Comme la douleur augmentoit, j'avala à huit heures du foir une feconde dofe qui toute la nuit eut un effet confidérable : je ne puis me reffouvenir du nombre des felles, vû que je dormois par l'accablement de la fiévre. Tout ce que je puis vous dire, ces deux dofes en vingt-deux heures me firent évacuer pleins deux pots d'humeurs.

A la douleur d'épaule en fuccéda une autre qui comprenoit la moitié du dos & du teton gauche, de façon qu'il me fembloit que ces deux parties fe preffoient l'une contre l'autre ; deux prifes anéantirent ces douleurs. J'oublie de vous dire qu'outre les évacuations par bas je commençai après la deuxiéme prife par rendre le fang tout clair, ce qui dura quatre ou cinq jours.

Comme les douleurs étoient fucceffives, j'en avalai une & quelquefois deux tous les jours, felon les douleurs que j'avois, & qui difparoiffoient dans les évacuations que la

poudre occafionnoit. Enfuite je crachai le
pus mêlé de fang, ce qui me donnoit bonne
efpérance ; après ces fortes de crachats, je
rendis le pus tout clair ; quoique j'évacuaffe
par bas autant que l'on peut defirer, la forte
fiévre ne perfifta que douze jours, & fur la
fin encore par intervalle.

Après avoir été quatre jours fans fiévre,
Monfieur, le R. P. Felix, dont l'expérience
défintéreffée eft connue de tout Paris, me
confeilla fous les ordres de mon Pere qui tous
les jours lui rendoit compte de mon état,
oui m'ordonna de manger une foupe, j'en
mangeai quatre en trois jours : comme je me
fentois mieux, une fois je mangea de la poule
bouillie, je la trouvai bonne, les crachats
en pus alloient toûjours leur train.

Enfin me fentant mieux fans cependant
avoir du goût pour autre chofe que pour la
foupe, j'efpérois toûjours, mais envain ; car
huit jours après que j'eus mangé ma premiere foupe, il me prit à minuit un grand friffon
fuivi d'une forte fiévre, mais qui ne dura pas
long tems : le R. P. Felix l'avoit prévû &
annoncé à mon Pere, lui difant, votre fils n'eft
pas guéri. Sa prédiction fe trouva vraïe.

Dans le moment de l'abcès tous mes maux
reparurent, je commençai par rendre par
haut le pus tout clair, ce qui dura trois jours
avec abondance & cependant fans fiévre,
parce que pendant fix jours confécutifs j'a-
valai chaque jour une prife de Poudre. Après
cela les crachats venoient alternativement,
& fur tout la nuit ce qui duroit deux ou trois
heures, mais à préfent Dieu merci j'en fuis
débarraffé.

Je dois donc, Monfieur, remercier Dieu ;

vous & le R. P. Felix, de ma guérison radicale par 38. prises de votre Poudre purgative, d'une fluxion de poitrine, d'une pleurésie formée & de deux abcès en pus tout pur.

Trois autres personnes qui m'intéressent infiniment vous remercient aussi, Monsieur, après Dieu de leur guérison.

Ma mere accablée de fatigue, de tristesse de voir ainsi malade son fils âgé de trente ans & chargé de cinq jeunes enfans ; elle fut guérie dans ce même tems d'une fluxion de poitrine, de fiévre & d'attaque de paralisie avec le secours de dix prises consécutivement avalées.

Ma femme en 1757. qui fut guérie d'un grand mal d'estomac & d'un lait répandu sur les jambes avec cinq prises.

Mon frère au mois de Juin 1758. fut guéri d'un gros rûme, d'une grosse fiévre avec convulsions, & d'un transport considérable par quatre prises.

Tels sont, Monsieur, les sinceres remercîmens & les témoignages véritables, qu'en conscience & en honneur nous nous croyons obligés de rendre à la vérité, malgré tout ce qu'on répand contre votre excellent remède. Pour moi qui en ai vû & ressenti les effets salutaires, efficaces, recevez, s'il vous plait, les foibles marques de ma reconnoissance : les autres ne me dédiront pas ; & croyez qu'après Dieu je vous dois, comme eux, la vie & la santé. Dans ces sentimens, &c.

Signé, *Nicolas Gautier*, Vitrier de son Altesse Sérénissime Mgr. le Duc de Penthiévre, rue des vieux Augustins, près la rue Coquilliere.

A Paris le 17. *Mai* 1759.

Dépôt.   *Glande.*
Vers.   *Maladie Populaire.*

J'E n'entreprendrai pas ici de vous faire
un récueil des guérisons que votre Poudre
a opérées dans ce païs, je me contente de
vous dire que sur environ trois cent personnes qui en ont ufé dans le cours de cette
année, on n'en nomme que trois ou quatre
qu'on dit s'en plaindre, mais elles font connues d'être en faute, puifqu'elles n'ont fait
que l'entreprendre, comme s'il n'étoit pas
évident qu'on doit refter malade fi l'on aban-
donne un remède avant qu'il ait terminé la
guérifon, & qu'une perfonne qui refte malade peut & même doit mourir fi fa maladie
eft d'ailleurs mortelle. C'eft fans doute ce
qui me feroit arrivé à moi-même, fi je n'en
avois continué l'ufage jufqu'à cinquante prifes comme j'ai fait pour évacuer entiérement
un dépôt des plus abondans, qui, autant
que je puis le comprendre étoit la fuite d'un
effort de courfe que j'avois fait dans ma jeuneffe, & pour défobftruer une glande occa-
fionnée par l'étourderie d'un Apoticaire qui
voulut me percer avec la lancette un clou
qui m'étoit venu au bras droit, avant qu'il
fut en maturité, laquelle ouverture s'étant
fermée avant que le pus fut entiérement
forti, ladite glande fe forma auffi dure qu'un
caillou.

Notre Ville vient d'être affligée par une
maladie populaire dont il eft mort bien du
monde : tous ceux qui ont ufé de votre Poudre conformément à mes confeils fe font ti

rés de ce mauvais pas ; elle leur a fait rendre des vers à tous , & aucun n'eſt allé au-delà de ſix priſes.

Signé, *Groſſet* , des FF. Précheurs , Profeſſeur en Théologie.

A Rodez le 14. *Juin* 1759.

Fiévre maligne.   *Pourpre.*

J'Avois oublié de vous marquer de Neuis , que j'y ai guéri avec huit priſes un Lieutenant de la Brigade nommé Mr. Aprix , attaqué d'une fiévre maligne & du pourpre. Il ſe livra à mes conſeils après avoir été 4. à 6. jours entre les mains de nos Eſculapes qui l'avoient déjà fait ſaigner deux fois & prendre l'émétique , ce qui l'avoit mis ſi bas , que je ne voulus point lui donner de vos Poudres qu'il n'eut été adminiſtré : il ſe porte aujourd'hui à merveille & eſt campé à la Brigade , &c.

Signé , *Ruſſy* , Colonel au corps Royal de l'Artillerie.

Au Camp de Chernebeck le 18. *Juin* 1759.

Diſſenterie.   *Vomiſſement.*
Fiévre quarte.   *Dévoyement.*
Suppreſſion.   *Ver.*

LA nommée Marie Catherine Carré , domeſtique chez mon frère ainé Seigneur de Miſſy près Notre Dame de Lieſſe, fut attaquée , il y a environ ſix mois , d'une violente dissenterie dont elle a été délivrée par une prise de vos Poudres.

La nommée Cathérine Simper, femme de chambre de Madame de Misly ma belle-sœur, fut attaquée, il y a un an, d'une fiévre quarte, d'une suppression, & d'un vomissement très violent qui lui duroit deux ou trois jours de suite, & qui lui reprenoit ordinairement tous les mois : on attribua toutes ses incommodités au changement d'air, & on conseilla à cette fille de reprendre son air natal ; elle revint donc en cette Ville chez ses parens, où elle fut au moins trois mois entre les mains des Médecins qui la saignerent & purgerent beaucoup sans autre succès que celui de l'affoiblir beaucoup : j'allois voir cette fille de tems en tems, je la détermina à prendre de vos Poudres ; elle le fit, & après la troisiéme prise elle fut en état de s'en retourner avec sa Dame ; ses régles lui sont revenues quelque tems après, moyenant deux ou trois prises que je lui avois conseillé de prendre tous les mois, jusqu'à ce qu'elle soit bien réglée ; elle se porte très bien à présent, quoique les personnes qui l'ont vûe dans sa maladie, ayent dit qu'elle ne seroit jamais en état de servir. Il est vrai que la fiévre lui est encore revenue quelquefois depuis, mais c'étoit l'air de Misly auquel elle n'étoit pas encore faite qui la lui donnoit, & elle s'en défaisoit moyennant quelques prises de Poudre.

La Demoiselle de la campagne, fille d'un Bourgeois de cette Ville, étoit attaquée d'un dévoyement depuis six semaines, qui l'avoit mise au bas : je lui fis prendre une demi prise de votre Poudre qui la guérit radicalement.

Madame Reynault, Bourgeoise de cette Ville sentoit depuis quelques jours des maux de tête très violens, des crampes & des inquiétudes dans les bras & dans les jambes, & un dégoût si grand qu'elle étoit obligée de se boucher le nez quand elle voyoit de la viande : on la saigna & elle prit une médecine samedi dernier qu'elle vomit une heure après, & qui lui fit par conséquent très peu d'effet ; je lui conseilla votre Poudre, elle en prit une prise lundi dernier qui lui fit faire neuf ou dix copieuses selles & rendre dans la seconde un ver de près d'un pied de longueur : elle ne se sent plus de ses maux de tête, ni de ses crampes, & son appétit revient de jour en jour. Elle s'applaudit beaucoup d'avoir pris de votre Poudre, & moi, Monsieur, d'avoir connoissance des merveilleux effets qu'elle opére, &c.

-Signé, *Déproix*, ruë des Cocquelts.

A Laon en Picardie le 28. *Juin* 1759.

Hidropisie.   *Ulcéres.*

NOus avons guéri radicalement avec les Dames de la Charité, une pauvre veuve d'environ quarante ans d'une hidropisie générale. Il y avoit sept mois que l'Apoticaire & Chirurgien de la Charité la traitoient, ses jambes étoient percées & ulcérées ; au moyen de vingt-cinq prises elle est guérie presque en entier, ses jambes desenflées & ses plaïes fermées, peut-être en faudra-t-il encore quelques prises : cette guérison a surpris bien du monde. Il y en a d'autres, mais

fur-tout une qui eſt alitée depuis cinq ans ;
elle va mieux ; ce ſera un miracle ſi elle guérit , &c.

    Signé , *d'Huleau* , Chevalier de Saint
        Louis & de Saint Lazare.
A Limoux le 2. Juillet 1759.

Pulmonie.	*Rûmatiſme.*
Hémorroïdes.	*Suite de couches.*
Fiévre.	*Mal de tête.*
Douleur de côté.	*Enflures.*
Playe.	*Ecrouelles.*
Diarrhée.	*Mal aux yeux.*
Gale.	*Coliques néphrétiques.*
Coliques d'eſtomac.	*Fiévres putrides.*
Tumeurs.	

IL n'eſt point de remède qui approche le
vôtre , ſoit pour recouvrer la ſanté , ſoit
pour la conſerver. Je ſerois trop long , ſi je
faiſois des détails circonſtanciés de toutes les
maladies que j'ai guéries par votre remède ;
je vais ouvrir le journal que j'en ai tenu.

Claudine Giraud, fille d'un habitant com-
mode de la Paroiſſe de St. Bonnet d'Aigue-
Perſe âgée de dix-huit ans , fut toûjours mé-
nacée de pulmonie. Cette maladie la réduiſit
dans un tel état en Mai 1756. qu'elle ſe mit
au lit & n'en ſortit plus pendant ſix mois,
pendant lequel tems elle fut traitée inutilement & adminiſtrée trois fois : elle crachoit
le pus & le ſang avec une puanteur inſoute-
nable. Aux mois d'Octobre & Novembre
ſuivans , elle fut réduite à un décharnement
hideux. Sa cuiſſe & ſa jambe gauche étoient
ſéches , quoiqu'elle y ſentit des douleurs ai-

-gues. Elle ne pouvoit plus souffrir d'être levée pour faire son lit que de huitaine en huitaine , encore falloit-il deux personnes pour
la soutenir sur sa chaise pendant l'espace de
deux ou trois minutes qu'on pouvoit mettre à peine à cette opération. Sa mere qui ne
lui comptoit plus que quelques heures à vivre , vint chez moi le 21. Novembre me raconter son état : je lui conseillai de risquer votre Poudre , quoique dans une pareille extrêmité je n'en augurois moi-même pas beaucoup. Elle envoya prendre cinq prises qu'on
lui fit avaler en cinq jours , elle en fut bien
purgée chaque fois , sans cependant se sentir
soulagée ; le 26. on en envoya prendre quatre prises , & le 30. quatre autres qui la purgerent toûjours bien , mais on ne remarquoit
en elle aucune diminution de mal. La malade
sentoit cependant bien que le remède la déga-
geoit , elle en souhaitoit fort la continuation ;
mais la dépense commença à étonner le pere
& un frère aîné. La mere vint chez moi toute
désespérée me prier d'essayer de les déterminer ; j'allai donc chez eux le 14. Décembre
pour déterminer ce pere & ce frère : j'en
laissai à la mere vingt prises. Le 10. Janvier
1757. je lui en redonnai huit prises , toutes
lesquelles eurent bon effet ; mais comme l'extérieur ne donnoit pas encore des marques
bien sensibles du renouvellement intérieur ,
mes gens se mutinerent encore ; il me fallut
retourner chez eux le 23. Janvier ; j'en laissai
à la mere douze prises : pendant l'effet de
celles-ci , les forces commencerent à naître ,
la cuisse & la jambe prirent nourriture , la
malade commença à se lever tous les jours ,
& de l'un à l'autre à demeurer levée les jour-

nées entieres, à bien dormir & à bien manger, à filer même, enfin à donner toutes les marques d'un rétabliſſement prochain. Le 5. Février j'en donnai dix-huit priſes à la mere qu'elle lui fit prendre en dix jours, au bout deſquels ſa fille ſe trouva guérie, & le 25. du même mois elle commença à aller cercler les fromens, & depuis ce tems-là elle a fait tous les travaux de ſa condition, les pieds dans l'eau pendant la récolte des foins, expoſée à tous les tems pendant les moiſſons, en un mot c'eſt la plus forte & la plus active ouvriere de la maiſon, & dont les fatigues & la vivacité n'altérent pas l'embonpoint. Il faut encore ajouter ici une circonſtance qui vous ſurprendra vous-même, quoique vous penſiez connoître parfaitement la bénignité de votre remède. Cette fille, pendant l'uſage des remèdes, a toûjours bû de l'eau froide quelque froid qu'il fit ici : pendant ce tems-là on l'entretint d'aſſez bon pain, de quelques œufs frais, mais on n'a point acheté de viande pour lui faire des bouillons. De la ſoupe au lard ou au beurre, telle qu'on la faiſoit pour le ménage, & où on faiſoit cuire force choux ou raves, étoit celle qu'on lui donnoit : pendant l'uſage des dernieres priſes elle mangeoit des raves cuites ſous la braiſe, des trufes cuites à l'eau, des gaufres & de la bouillie de Sarrazin. Deux fois ſeulement dans le commencement des remèdes on lui tua deux poules : en ſe traitant ainſi, quel eſt le remède autre que le vôtre qui puiſſe, je ne dis pas produire un ſi heureux effet, mais qui n'avanceroit pas la mort.

Demoiſelle Claudine Marcoux âgée de vingt ans de la Paroiſſe de Chantigné à une lieue d'ici fut attaquée, dès l'âge de quinze ans, d'un rùmatifme qui d'abord n'affecta que la cuiffe & la jambe, mais qui affligea rapidement, quoique fucceffivement tout le corps. Elle a été traitée pendant trois ans par la Faculté dont elle fuivoit fcrupuleufement les ordonnances & le regime fans foulagement. Les derniers mois de 1756. fon mal la réduifit à un tel état qu'elle ne pouvoit pas même demeurer au lit ; la moins mauvaife place qu'elle trouvoit, étoit d'être étendue fur les carreaux auprès du feu où elle fe grilloit le corps, tantôt d'un côté, tantôt de l'autre ; elle fouffroit des douleurs fi cuifantes qu'elle pouffoit des cris fi perçans qu'on l'entendoit des Villages éloignés : enfin au mois de Janvier 1757. elle ne pouvoit prefque fe rémuer ni même refpirer. On confulta encore la Médecine qui répondit qu'après les remèdes qu'on avoit fait, il n'y avoit plus que les eaux chaudes minérales qu'il falloit tenter ; encore, ajouta-t-elle, je ne répons pas qu'elles vous guériffent. Ces paroles affommerent la mere & la fille, elles fe livrerent fans referve aux larmes & aux cris : j'entrai chez elles dans ces circonftances, & après m'avoir dit la caufe de leurs gemiffemens, je lui confeillai l'ufage de votre Poudre, en lui reprochant fon retardement & fon défaut de confiance en votre remède, car en 1754. la mere avoit été guérie avec dixhuit prifes des hémorroïdes univerfelles, qu'aucun autre remède n'avoit feulement pû adoucir. Je m'en allai, fa fille empira tellement que le 12. Janvier 1757. elle envoya prendre vingt prifes qu'elle prit en treize jours, une prife & demie par jour. Elle fut purgée copieufement & toûjours doucement les neuf

premiers jours ; mais le dixiéme la prife la
tourmenta tellement pendant deux heures,
qu'il lui fembloit qu'elle fentoit aller la Poudre dans toutes les parties de fon corps en
arracher l'humeur qui caufoit fon mal, &
après l'effet elle fe fentit totalement guérie.
Elle fe purgea cependant encore trois jours; huit
jours après il y eut un vau à une demi lieue
de là où elle alla, & d'où elle revint à pied,
y demeura toute la journée, & danfa beaucoup : elle eft aujourd'hui prétendante à l'Hô-
tel-Dieu de Beaujeu.

Magdelaine Dufour, femme du Sr. Def-
combes de cette Paroiffe âgée d'environ
quarante ans, fut prife des douleurs de l'en-
fantement le 4. Septembre 1757. la fage-fem-
me fut appellée, qui après avoir demeuré auprès d'elle encore le 5. prévit que l'accouchement feroit difficile, & ne pouvant plus foulager
la patiente, on envoya le 6. quérir un accoucheur qui, après avoir travaillé très long
tems fans fuccès, fe détermina à arracher
l'enfant avec des crochets. Il ne pût en arracher que le tronc par parcelles & à plufieurs reprifes ; en vain effaya-t-il d'en arracher la tête, il ne pût y réuffir : l'extrêmité
où fon travail réduifit la malade, ne lui permettoit plus de foutenir fes effors, & laffé
lui-même il s'en alla. Elle paffa la nuit du
fix au fept très mal, & réduite en un état
pitoyable, la cuiffe, la jambe & tout le
côté le plus expofé au travail de l'accoucheur
tellement fatigués & enflés, qu'elle ne pouvoit fe remuer, & qu'on a crû long tems ou
que ce côté étoit paralitique, ou qu'il y avoit
quelque chofe de dérangé dans ces parties,
l'opération l'avoit tellement faite fouffrir qu'el-

le réfolût de mourir plûtôt que de fouffrir l'effai d'une feconde. L'accoucheur revint le 7. de lui-même, & fe préfentant à la porte avec fes armes terribles à la main, cette femme ramaffa le peu de force qui lui reftoit pour lui interdire l'entrée de la maifon, & lui défendre, avec des ménaces qu'elle n'étoit affurément pas en état d'exécuter, de l'approcher, & malgré les inftances que firent à cette femme celles qui étoient auprès d'elle & fon mari, il fallut qu'il décampât. En s'en allant on lui dit que le pere étoit venu chez moi me raconter & le trifte état de fa fille & fa réfolution, & fçavoir fi votre remède pourroit la tirer d'affaire : il cria que c'étoit *un remède de cheval* & tout ce qu'il voulut ajoûter. Après la fortie de l'accoucheur, la malade prit une crife qui fit qu'on courut diligemment ici pour qu'on lui adminiftra les derniers Sacremens. Sur ce que le pere m'avoit dit, je lui répondis que je n'avois vû rien de pareil dans vos recueils, mais je l'affurois bien qu'il pouvoit fans danger donner votre Poudre à fa fille, tant j'étois convaincu de fa douceur. Je lui avois bien répeté que fi la premiere prife ne faifoit rien, il falloit cinq heures après en donner une feconde, & de même ainfi jufqu'à ce qu'on vit un bon effet. Auffi-tôt qu'elle fut adminiftrée, on lui en fit avaler une prife : la tête étoit fortie avec une infection dont on eut bien de la peine à débarraffer la maifon. Le bon pere à qui j'avois répeté à plufieurs reprifes de donner une prife de 5. en 5. heures fi on ne voyoit un bon effet, crût que je lui avois dit qu'il falloit en donner une prife toutes les heures pendant 5. heures, de forte qu'en moins de trois heures, on lui en avoit fait avaler trois, & on auroit continué malgré le bon effet, si une femme qui avoit vû traiter ma belle-sœur ne l'eût empêché. J'avois recommandé à ce bon vieillard de me parler le lendemain 8. en venant à la messe, il le fit; mais quelle fut ma surprise, lorsque je lui entendis dire qu'on auroit bien donné à sa fille une prise toutes les heures pendant cinq heures, si on n'en avoit été empêché, mais qu'on ne lui en avoit donné que trois en trois heures. Je vous avoue que je faillis à me renverser, je craignois beaucoup une si forte dose dans une telle foiblesse. Après m'être un peu remis, je dis encore à cet homme que si sa fille passoit la journée, de lui en donner une seule prise le lendemain matin. J'y allai ce jour-là, elle continua encore cinq jours, une prise par jour, & à la foiblesse près de la cuisse & de la jambe qui étoit cependant bien diminuée, elle auroit marché le huitiéme jour. Elle se porte à merveille depuis ce tems là, & voilà l'effet qu'eut *le remède de cheval.*

Me voici, Monsieur, à un endroit bien touchant & bien consolant. Mon pere septuagenaire se mit au lit le 26. Décembre 1757. à neuf heures du matin, avec une grande fiévre, un grand mal de tête & une douleur de côté violente qu'une toux séche & presque continuelle augmentoient encore. Croyant de vaincre son mal en bûvant force eau tiéde sans effet, il demeura dans cet état jusqu'à huit heures du soir que sentant embarrasser sa poitrine, il me fit avertir. Je le trouvai dans ce triste état qui me fit tout craindre & me mit dans une grande irréso-

lution fur ce que je devois faire : je le croyois perdu , & ce qui m'ôtoit toute efpérance & ce qui, je crois, l'avoit réduit à cette
extrêmité, c'eft que depuis trois ans il avoit
eu le malheur de fe bleffer à une jambe &
de s'y faire une plaïe que tous les remèdes
n'avoient pû guérir ; elle étoit de la largeur
du couvercle d'une tabatiere ordinaire. Depuis un mois la jambe & la cuiffe étoient
confidérablement enflées , je les trouvai
alors tout-à fait tenduës & noires, & la playe
ayant les bords noirs & le dedans d'une
couleur verdâtre : j'apperçus que l'enflure
gagnoit tout le côté malade qui étoit tout en
feu & en petits boutons, je me déterminai
cependant. Je lui donnai à neuf heures une
prife de votre Poudre, & je fis ôter de deffus fa plaïe les emplâtres auxquels je fubf-
tituai des feuilles de blettes que j'envoyai
chercher fous la neige, fur lefquelles j'appli-
quai quatre ferviettes l'une fur l'autre trem-
pées dans l'eau froide , & j'en couvris toute
la jambe. A onze heures la prife ne fe déclarant pas par l'effet, je lui en donnai une
feconde & enfin une troifiéme à deux heures après minuit : elles commencerent à agir
à quatre heures, mais elles ne firent pouffer
que cinq felles médiocres. Jufqu'à huit heures
du matin que je lui en donnai une quatriéme
qui le purgea bien , & qui débarraffa un peu
la poitrine & addoucit la douleur de côté.
Je lui en redonna une chaque jour les 28. 29.
& 30. Décembre : ce jour-là la fiévre, la
toux, le point & le mal de tête qui diminuoient fenfiblement à chaque prife difparurent tout-à-fait, & ce que je n'ofois efpérer , le côté, la cuiffe & la jambe étoient

défenflés, ils avoient repris la couleur ordinaire, la plaïe étoit beaucoup rétrecie & rouge. Au comble de la joïe, je le repurgeai le 31. & le 1. Janvier 1758. ce jour-là il demeura cinq heures levé, s'appuyant ferme fur fa jambe & n'y fentant aucunes douleurs: jufques-là je l'avois réduit aux feuls bouillons & à l'eau qu'il bûvoit toûjours froide, quelque rigoureux que fut l'hiver de cette année: je commençai à lui faire faire de trois en trois heures des petites foupes qu'il trouvoit excellentes. Je le purgeai encore les 2. & 3. Janvier pour la derniere fois, la plaïe s'étant fermée dès la veille. Depuis ce tems-là nous le poffédons fain, & notre joïe n'a pas été troublée par la moindre maladie.

Jeanne le Franc pauvre fille âgée de 50. ans étoit affligée depuis 27. ans d'une maladie à la cuiffe droite qui fluoit prefque toûjours. Quand le flux ceffoit, la cuiffe & la jambe s'enflammoient extrêmement, ce qui lui arrivoit annuellement & périodiquement tous les ans: alors elle gardoit le lit avec une fiévre qui la mettoit à l'extrêmité, & entre plufieurs autres accidens la rendoit imbécille, ce qui duroit ordinairement près de deux mois. Sa maladie avoit réfifté à tous les remèdes que bien de gens charitables lui avoient fait faire, & depuis long-tems étoit traitée d'incurable, on la difoit même être les écrouelles. Elle eft parfaitement faine depuis le mois de Juin 1758. par le moyen de 46. prifes de votre remède, pendant l'ufage defquelles elle n'a pas manqué un jour à la Meffe. Sa nourriture la plus ordinaire étoit du bon pain, quelques œufs frais, de l'eau & des foupes maigres, à l'exception de quelques

bouillons

bouillons gras qu'on lui envoyoit , ou qu'elle
alloit prendre chez quelques perfonnes charitables.

Une autre pauvre fille de la Paroiffe de
Chantigné âgée d'environ 36. ans, va faire
la matiere d'un récit bien fingulier. Cette
fille étoit affligée depuis longues années de
la même maladie que la Dlle. Marcoux :
elle étoit hors d'état de pouvoir gagner & de
chercher fa vie. Ayant vû la guérifon de la
Dlle. Marcoux , elle fouhaita bien de fe procurer la fienne par la même voie. Ladite Dlle.
Marcoux mere trouva quelques aumônes avec
lefquelles on envoya prendre fix prifes de votre Poudre qui ne la guérirent pas , mais qui
firent tout efpérer fi elle pouvoit en continuer l'ufage. Un jour que j'étois dans cette
Paroiffe , cette Demoifelle m'y fit parler ; je
lui promis toutes les prifes néceffaires pour fa
guérifon , pourvu qu'elle pût feulement s'entretenir de bon pain , de beurre pour fes bouillons, & de quelques œufs frais , croyant pouvoir l'affurer du recouvrement de la fanté , fi
elle gardoit ce regime ; l'envie qu'elle en
avoit fit qu'elle me promit tout. Je lui procu-
rai quelques aumônes pour la mettre en avance , & le 20. Avril 1757. je lui envoyai 24.
prifes qu'elle prit tout de fuite , vivant comme
je lui avois recommandé ; auffi le remède faifoit-il des grands progrès. Le 25. Mai elle
m'en fit encore demander, je lui en envoyai trente prifes qu'elle prit auffi tout de
fuite. Enfin, au commencement de Juillet,
elle me fit dire qu'elle fentoit fa maladie beaucoup diminuée , qu'elle filoit toute la journée, & alloit à l'Églife d'où elle étoit éloi-
gnée d'un petit quart de lieue , & ailleurs,

mais qu'elle croyoit avoir encore befoin de quelques prifes pour fon entiere guérifon. Je lui en envoyai encore trente ; le 2. Juillet elle commença à les prendre tout de fuite, mais comme toutes fes aumônes étoient confommées, je l'ignorois, elle ne pouvoit plus fe nourrir, ainfi que je lui avois prefcrit. Elle manquoit de tout, elle paffoit quelquefois les jours fans avaler autre chofe que de l'eau, elle avoit toûjours le courage de prendre tous les jours une prife. Il fallut cependant fe mettre au lit, c'étoit le tems des moiffons qui occupoient tous les gens du hameau; elle étoit fans fecours, & fouvent elle manquoit d'eau; les prifes la vuidoient cependant toûjours. Comme les gens du Village la fçavoient au lit, lorfque quelques-uns d'eux venoient des champs aux heures des repas pour les préparer pouf les moiffonneurs, les uns lui apportoient une écuelle de mauvaife foupe froide trempée de mauvais pain, un autre une écuelle de lait caillé, un autre des cerifes à moitié mûres, des mauvais fruits tous verds, quelques parcelles de gauffre & de galette de farrazin, elle avaloit tout, encore ne lui en apportoit-on pas affez. Elle fut réduite à une foibleffe affez grande pour faire juger à propos de l'adminiftrer, & elle le fut. Que de chofes ne dit-on pas alors contre la Poudre, rien ne fut épargné pour la décrier, comme fi cette Poudre devoit avoir des effets tout-à-fait furnaturels ; c'étoit elle pour tout dire en un mot qui l'avoit tuée. Je ne dirai pas ici tout ce que la malignité, la jaloufie, ou la prévention en publierent, je dois épargner des gens qui méritent des égards. On me raconta bien le trifte état de cette fille, je ne

fçavois à quoi l'attribuer ni que répondre ;
enfin la croyant morte, je ne trouvai même
pas bon qu'on m'en parlat. On ne m'avoit pas
dit la façon dont elle avoit vêcû, & je ne
l'appris que trois mois après. Cette fille cependant, quelques nombreux qu'ayent été
les arrêts de fa mort, quelque affurance qu'on
eut donné de fa proximité inévitable, fut
tirée de fa chaumiere par la Dlle. Marcoux qui
la retira chez elle quelque tems, & qui lui
procura des aumônes qui lui donnerent le moyen de fe donner de la nourriture paffable.
Elle n'eft pas morte, elle eft pleine de vie,
& vint chez moi à pied me remercier dans un
tems où je la croyois pourrie, je ne fçavois
même pas qu'elle eut été chez la Dlle. Marcoux, tant j'avois fait paroître de peine à ce
qu'on m'en parlat. Je ne dois pas placer ici
les reproches que je lui fis de la façon dont
elle s'étoit gouvernée. Quel eft encore une
fois le remède, je ne dis pas réitéré tant de
fois en pareilles circonftances, qui ne donneroit pas certainement la mort précédée des
convulfions & des autres effets terribles que
nous voyons tous les jours.

Un Marchand Lorrain paffant ici le 29.
Août 1758. y fut arrêté par une violente
fiévre & une diarrhée qu'il tâchoit de vaincre depuis trois jours, mais le 30. n'en pouvant plus, fon Aubergifte lui fit avaler une
prife le même jour : il continua le 31. le 1.
2. & 3. Septembre, & le 5. il s'en alla la bale
fur fon dos parfaitement guéri.

Claude Guichard âgé de cinq ans prit une
maladie au mois d'Octobre dernier qui lui fit
perdre la parole après trois jours. Dans cet
état, fa mere lui fit prendre une prife de

votre Poudre qui le guérit le même jour & lui rendit l'ufage de la langue.

Je ne finirois pas fi je détaillois toutes les maladies que votre Poudre a guéri fous mes yeux. Maux des yeux, gales affreufes & invétérées, coliques néphrétiques, coliques d'eftomac, fiévres putrides & de toute ef-pêce & à tout âge, tumeurs aux bras, &c. je vais finir par une opération récente.

Pierre Chambru pauvre manœuvre de ce lieu, le 21. Juin dernier fut attaqué de dou-leurs violentes dans tout l'intérieur, & enfla fubitement dans toutes les parties de fon corps, tellement qu'on craignit que fon ven-tre ne creva : on n'eut rien de plus preffé à faire que d'appeller un Confeffeur. Le 24. fa femme qui avoit été guérie, il y a deux ans, d'une fiévre putride & d'une gale af-freufe avec quatre prifes lui fit avaler deux prifes fur le champ. Cinq heures après com-me elles n'avoient rien opéré, elle lui en fit avaler deux autres prifes qui ne produifirent pas plus d'effet : cinq heures après encore deux autres qui lui firent faire trois felles : le 25. je lui en fis donner une feptiéme prife qui donna enfin le branle aux autres : il fut mené ainfi parceque l'année derniere il fut guéri d'une fiévre putride avec huit prifes toutes données deux à deux de cinq en cinq heures fans pouvoir l'émouvoir qu'aux deux dernieres. Enfin le 27. il en prit une huitiéme, le 28. il alla à la meffe, & le lendemain il avoit la pioche à la main & a continué de travailler depuis, &c.

Signé, *Ducroud*, Chanoine d'Aigue-Perfe en Beaujolois.

A Matour par Macon le 18. *Juillet* 1759.

Mal d'estomac.   *Ver solitaire.*
Lait répandu.

JE ne puis rester plus long tems dans le silence sur les eficts merveilleux de votre divin remède depuis environ six ans que la providence m'a fait connoître vos Poudres. Je n'ai fait usage d'aucun autre remède, & m'en suis toûjours très bien trouvé. Je fus attaqué de maux d'estomac si cruels, que je me crus obligé de quitter la flute traversiere que j'aime passionnément & dont je fais talent. Quatre prises & demi de vos Poudres les ont fait passer, & depuis trois ans je n'en ai point ressenti la plus légère atteinte. Je n'aurois pas pris la liberté de vous écrire pour vous faire part de cette guérison qui est très peu de chose, eu égard à tous les miracles que votre remède a opéré sous mes yeux. Les bornes d'une lettre ne me permettant pas de vous détailler tous les remerciemens que j'ai reçu d'une infinié de personnes à qui j'en ai conseillé l'usage, je m'arrête seulement à quelques cures dont je veux vous faire part.

Monsieur Chastrier fils de Mr. Chastrier Greffier des Commissions extraordinaires du Conseil, demeurant rüe d'Orleans St. Honoré, chez lequel j'allois souvent pour lui enseigner, ayant cessé pendant quelque tems, vint un jour me voir dans un état pitoyable, balbutiant, des sincopes, la vüe égarée ; il me pria de lui enseigner où l'on vendoit vos Poudres. J'avois voulu l'engager à en prendre, il y avoit long-tems, parce que je le voyois périr à vûe d'œil ; mais la tendresse de son pere & de sa mere lui avoit toujours empêché de se servir de votre remède dans la prévention que son universalité le leur rendoit suspect. Après avoir, suivant l'usage, essayé des saignées, purgations & tout l'attirail de la Médecine sans aucun soulagement, il se détermina à en essayer. Dès la premiere prise sept aunes de ver solitaire plat comme un ruban, découvrirent ce que toute la Faculté n'avoit pû déviner, & six autres prises l'ont fait sortir jusqu'à la tête : il en a rendu plus de quarante-cinq aunes, & s'est toujours bien porté depuis.

Mon épouse a été guérie d'un lait répandu par sa constance à en faire usage. Il y a environ quatre à cinq ans que mon épouse étant enceinte se détermina pendant sa grossesse à en faire usage ; elle étoit si accablée de bile recuite & de glaires, que lorsqu'elle étoit huit jours sans en prendre, elle étoit malade à la mort, mais lorsqu'elle en avoit seulement pris une prise, la quantité d'horreurs qu'elle lui faisoit sortir du corps la rendoit à la vie ; elle a continué jusqu'à la fin de sa grossesse qui a été la plus heureuse qu'elle ait eu. La curiosité plus que le besoin l'engagea à se faire saigner au neuviéme mois : on avoit coutume de lui tirer du très vilain sang quand elle étoit dans cet état ; elle vit avec satisfaction que celui qu'on lui avoit tiré, étoit clarifié & de la consistence que seroit celui que l'on tireroit à quelqu'un qui se porte bien. Tous mes enfans ont éprouvé la bénignité de votre excellent remède, il en a tiré une petite fille, que je craignois de perûre, des bras de la mort, & que tous ceux qui la voyoient avoient condamnée.

Une femme enflée de tout son corps par un lait répandu où on ne pouvoit trouver aucun remède, ayant été informée que mon épouse avoit été guérie d'une pareille maladie, en a usé avec le plus grand succès & se porte très bien. Je ne finirois pas si je vous faisois part de toutes les guérisons la plûpart miraculeuses que votre excellente Poudre a opéré sous nos yeux, &c.

Signé, *le Loup*, Maitre de flute, quai Pelletier chez Mr. Gersain Marchand de Tabac.

A Paris le 19. *Juillet* 1759.

Paralisie.	*Fluxion de poitrine.*
Fausse Pleuresie.	*Oppression.*
Mal de tête.	*Suite de couches.*
Fiévre continue.	*Vapeurs.*

JE crois devoir vous faire part de plusieurs guérisons miraculeuses que votre précieux remède a opéré sur des personnes de l'un & de l'autre sexe.

La premiere est un homme âgé d'environ trente ans, nommé Adrian Laumes qui a tombé perclus de tous ses membres, ses bras & ses jambes extrêmement enflés, dans lesquels il ressentoit des douleurs insuportables sans pouvoir les remuer. On a traité cette maladie de goute sciatique, & tous les remèdes que l'on pensoit convenir à ce mal, ont été mis en usage, & n'ont fait que l'irriter. Ayant appris sa situation, je le fus voir & le trouvai dans un état qui annonçoit une mort prochaine : l'enflure commençoit à gagner le côté , il avoit le ventre tendu & dur comme une pierre , le visage gonflé , le blanc des yeux jaune comme safran , le pous fort mauvais avec beaucoup de fiévre , & ayant perdu entiérement l'usage de tous ses membres , je crus bien qu'il ne passeroit point la nuit ; effectivement il eut plusieurs crises , & l'on fut même éveiller un Prêtre pour lui administrer les derniers Sacremens. Je lui envoya dez trois heures du matin une prise de votre Poudre délayée dans de la ptisane ; il fallut deux personnes pour la lui faire prendre , une pour lui soutenir la tête , & l'autre pour lui faire avaler. Mais quelle fut ma surprise , quand sur les deux heures après midi , je fus voir l'effet qu'avoit produit le remède : je trouva dans son herbage cet homme que l'on avoit tenu la même nuit pour mort. Je puis vous assurer que si je ne l'avois point vû , je ne l'aurois pas cru , il n'avoit plus de fiévre , l'enflure du corps entiérement dissipée ; il lui en restoit encore un peu aux jambes & aux bras que la seconde prise qu'il prit le lendemain lui enleva totalement. Je lui en fis prendre une troisiéme en mettant quelques jours d'intervalle , & moyennant trois prises cet homme se porte à merveille & ne cesse de chanter vos louanges. Voyez , Monsieur , si j'ai tort de regarder cette guérison comme un miracle.

La seconde est une femme âgée d'environ 50. ans , nommée Catherine Jolie , attaquée d'une fluxion de poitrine , fausse pleurésie & point de côté qui lui coupoit entiérement la respiration , le pous fort mauvais avec des redoublemens violens & beaucoup d'oppres=

fion : l'on avoit penfé qu'une pareille maladie n'auroit pû fe guérir qu'à force de faignées, mais j'ai fait voir l'expérience du contraire, en la tirant entiérement d'affaire avec
cinq prifes de votre Poudre.

La troifiéme eft encore une femme âgée
d'environ trente-cinq ans, nommée Magdelaine Ollivier, tourmentée d'un violent mal de
tête depuis cinq ou fix ans dont elle fouffroit
beaucoup. Il y avoit plufieurs années qu'elle
n'avoit point eu d'enfant ; elle étoit groffe
de trois ou quatre mois fans croire l'être,
elle a fait une fauffe couche qu'elle a cachée
pendant huit jours : elle s'eft toujours trainée
pendant ce tems avec une perte affez confidérable, avec une retention d'urine dont elle
fouffroit des douleurs inconcevables ; & la
fiévre s'étant jointe à tous ces maux, l'obli-
gea de fe mettre au lit (ce que ces fortes de
gens ne font que lorfqu'ils font à la mort)
elle étoit prefque dans cette extrémité quand
je la vis, & n'avoit encore décluré la caufe
de fa maladie à perfonne. La premiere prife
de votre Poudre que je lui fis prendre, la
tira entiérement du danger où je l'avois trouvée ; la feconde qu'elle prit le lendemain lui
enleva tout à fait fa maladie, & lui a même diffipé fon ancien mal de tête.

Outre ces trois guérifons, elle a encore
guéri nombre de perfonnes dont le détail des
maladies deviendroit ennuyeux, entr'autres
une femme d'une fiévre continue avec une
feule prife, une autre des vapeurs avec deux
prifes, une troifiéme de fauffe attaque d'apoplexie, trois autres de maladies languiffan-
tes, un petit enfant d'un an en langueur,
quatre autres enfans de maladies de vers,

fans parler de plufieurs perfonnes à qui j'en ai donné dans des commencemens de maladies, ce qui en a arrêté les progrès, &c.

 Signé, *de Montot Roguigny* en fa Terre de Penly fur mer par Diépe haute Normandie.

A Penly fur mer le 21. *Juillet* 1759.

Paralifie.

J'Ai guéri radicalement un Réligeux de la communauté d'une paralifie. Le Correcteur des Minimes d'Avalon l'a été de la même maladie, cela fait connoître les effets de votre Poudre : nos Médecins & Chirurgiens en jurent & en achetent furtivement, ils la confeillent en petite quantité, &c.

 Signé, *F. Ignace de Dijon*, Capucin, Miffionnaire & Vicaire.

A Semur en Auxois le 3. *Août* 1759.

Colique venteufe.   *Vapeurs.*
Vomiffement.   *Tiraillement.*
Phtifie.

L'Évidence m'oblige de rendre hommage à la fupériorité de votre Poudre purgative ; ce feroit manquer effentiellement à ce qu'on vous doit & au public que de fe réfufer plus long-tems à cet aveu, & à préconifer le prodigieux fuccès de votre remède dans une maladie étrange & incurable, dont mon époufe a été affaillie & tourmentée pendant fix années fur le genre de laquelle les Médecins prirent fouvent l'échange. Elle fut qualifiée par ceux qui penferent le mieux, de colique venteufe mêlée de vapeurs, avouant fincérement qu'elle étoit l'écueil de la Médecine ; ils donnerent quelquefois l'espoir du soulagement , & jamais celui de la guérison : cependant un ami conseilla vos Poudres , on lui résista , il n'étoit pas Médecin.

Après que la malade eut éprouvé des souffrances inexprimables par des fréquens vomissemens , par des tiraillemens horribles dans toutes les parties de son corps dont elle étoit agitée au point de se rouler sur le plancher où elle se trouvoit lors de ses attaques , & après avoir épuisé les ressources de la Médecine dont le détail seroit immense , vous fûtes enfin consulté , Monsieur ; vous eutes la complaisance de répondre par votre lettre écrite d'Aix le 10. Octobre 1756.

La malade étant devenue étique , se trouvant dans une grande foiblesse par la soustraction d'alimens , ayant perdu l'appétit , ne pouvant pas même digérer le bouillon que son estomac rejettoit bientôt après l'avoir pris , abimée de douleurs du sommet de la tête jusqu'aux pieds. Dans ces cruelles circonstances envisageant une fin prochaine , elle se détermina à user de votre remède , Monsieur, dont l'effet fut aussi prompt que désiré : elle fût si bien purgée dès la premiere prise , que les accidens de sa maladie se dissiperent ; elle digéra au mieux ses bouillons , & son appétit s'ouvrit dès le lendemain en état de prendre des alimens solides. Il est facile de juger qu'elle se conforma volontiers à l'ordre prescrit pour l'usage de cette Poudre salutaire qu'elle n'a quitté qu'à mesure que son rétablissement a été constaté , &c.

Signé , *d'Aribeau* , Avocat, Lieutenant particulier de l'Élection d'Agen.

A Agen le 26. *Août* 1759.

Coliques d'estomac.   *Pierre.*

J'Ai mon épouse qui depuis quatre ans ne se sert point d'autres remèdes que des vôtres : sa maladie consiste dans des coliques d'estomac qui la réduisent très souvent à la porte de la mort. Après avoir pris une dose de vos Poudres, elle a évacué un jour une espêce de pierre blanche grosse comme le pouce, qui après avoir été desséchée s'est réduite comme de la tuile pilée. Depuis qu'elle fait usage de vos remèdes, elle n'est plus sujette aussi fréquemment à ces mêmes coliques. Je pense que si elle suivoit une regle dans la maniere de s'en servir, elle lui profiteroit beaucoup plus, &c.

Signé, *d'Equevilley*, Aide-Major du Regiment de Coincy.

A Toulon le 27. *Août* 1759.

***

Ver solitaire.

COmme je dois ma guérison à votre Poudre, la reconnoissance m'engage à vous faire part de son effet. A l'âge de vingt-trois ans j'étois attaqué d'une maladie, & les Médecins avoient décidé que c'étoit une Apoplexie ; j'en avois effectivement tous les simptômes : en conséquence on m'ordonna des remèdes convenables à cette maladie ; plus j'en faisois, plus je ressentois des maux. Dans ces circonstances, Mr. le Loup me vanta votre remède, & me raconta la guérison tant de sa femme que de ses enfans,

Je vous avouerai que cela ne me détermina pas : je consultai une personne qui avoit été Religieuse à la Charité , elle me conseilla de me servir de votre Poudre & me dit , au moins elle vous découvrira le genre de votre maladie. J'en usai le premier Dimanche de carème de l'année 1755. A la première prise je jettai sept aunes de cette espéce de ver que l'on nomme solitaire : j'ai continué d'en prendre dans le courant de cette année environ neuf à dix prises qui m'ont fait jetter vingt-cinq ou trente aunes de cet animal : je suis enfin délivré de cet hôte incommode , & la preuve que je puis en donner , c'est qu'ayant fait usage depuis de votre Poudre , elle ne m'en a plus fait jetter. Je me porte actuellement à merveille , &c.

Signé , *Chastrier* , Greffier des Commissions extraordinaires du Conseil , rue Grenelle St. Honoré.

A Paris le 17. *Septembre* 1759.

Douleur.   *Pression.*
Tiraillement.   *Fourmillement.*

JE me regarderois comme le plus ingrat de tous les hommes, si je différois plus long-tems à vous témoigner ma juste réconnoissance pour m'avoir tiré, avec vos bénignes Poudres , d'un état d'autant plus affligeant qu'après avoir pris pendant près de quatre ans sans succès tous les remèdes de Paris & de Nevers , & avoir été saigné au moins soixante fois , je n'espérois plus que dans un reste de langueur & une mort prochaine , mais le bon Dieu qui vouloit me

renvoyer ma premiere santé, m'a infpiré l'u-
fage de vos Poudres qui m'étoient bien dé-
fendues par les Médecins, & qui étoient
pourtant le feul remède dans lequel j'ai, graces au Ciel & à vous, Monfieur, trouvé ma
fanté. J'ai pris 35. prifes de vos Poudres avec
les précautions & le tems prefcrit & en
même tems tout le fuccès poffible ; je ne fens
prefque plus d'irritation dans le genre ner-
veux, plus d'obftructions : je répofe la
nuit fort tranquillement ; mon eftomac fait
auffi mieux fes fonctions ; mes douleurs de
tête, de bras & de jambes ont ceffé, de
même que dans le larinx ou trachée artére.
Mon fang qui ceffoit de circuler en entrant
dans le fommeil circule parfaitement fans
avoir eu recours à la faignée. Depuis 4. mois
que je fais ufage de vos Poudres je ne
reffens plus de douleur de preffion, non plus
que de tiraillement & de fourmillement. J'ef-
pére que bientôt je jouirai de la plus parfaite fanté, &c.

　　　Signé, *F. Jofeph* Capucin quêteur.
A Nevers le 18. Septembre 1759.

Flux.　　　　　　　*Vomiffement.*
Fiévre continue.　　*Vers.*

J'ai ufé de vos Poudres fuivant que vous
avez eu la bonté de me le prefcrire, je
m'en fuis parfaitement bien trouvé ; j'ai engagé plufieurs autres perfonnes à en ufer,
fur lefquelles elles ont également produit des
effets admirables. Je me contenterai de vous
dire en particulier qu'une jeune Demoifelle,
naturellement d'un tempérament fort, étoit

tellement exténuée & abatue par un flux & un vomissement qui ne lui laissoit rien sur l'estomac, de même que par une fièvre continue qui la minoit, que non-seulement elle ne pouvoit plus se soutenir, mais qu'à peine pouvoit-elle prononcer quelques paroles. Je lui conseillai vos Poudres, & dans le moment je vins à bout de lui en faire prendre une prise : le lendemain elle en prit une seconde, le troisième jour elle agissoit dans le ménage, & le cinquième elle vint me remercier n'ayant plus besoin d'aucun ménagement.

J'ai entrepris un pauvre jeune homme de ma paroisse qui depuis deux ans est attaqué d'humeurs froides qui se déchargent un peu au dessus de la cheville du pied où il a une enflure grosse comme la tête d'un petit enfant : il est actuellement à un second paquet de vos Poudres, il se sent déjà bien soulagé du côté de l'estomac qui fait bien ses fonctions, & du côté du sommeil qu'il prend fort tranquillement, ce qui ne lui arrivoit point auparavant. La seconde prise lui fit mettre bas un tortillon d'une douzaine de vers d'un pié de long.

Signé, *D. J. Bazoche*, Réligieux Bénédictin Curé de Raon-Letape.

A Raon-Letape en Lorraine, le *19. Septembre* 1759.

Vertiges.   *Foiblesse.*
Eblouissement.   *Douleur de côté.*
Fièvre putride.   *Point de côté.*
Vers.

EN attendant de vous donner un plus grand détail des effets merveilleux de votre Poudre , je me contenterai de quatre ou cinq bien avérés. Le premier eſt l'effet que le remède a fait ſur moi , étant ſujet à des vertiges ou tournemens de tête très fréquens dont les attaques duroient les demi heures , ou même les heures entieres , mais ſi violentes qu'il me falloit tomber ſi l'on ne me ſoutenoit , ni plus ni moins que ſi c'eut été le haut mal , avec cette différence pourtant que je ne perdois pas la connoiſſance , mais au reſte les jambes ſi foibles qu'elles ne pouvoient me ſoutenir, accompagnés des éblouiſſemens tels que la terre & le plancher me paroiſſoient une montagne très eſcarpée , tout me paroiſſant ſe renverſer. La derniere attaque que j'eus fut à Agen en Agenois où j'étois Prieur , laquelle me dura depuis minuit juſqu'à cinq heures , & encore elle me duroit & m'auroit tenu plus long-tems , il y a apparence, ſans la Poudre ſuſdite dont j'en pris une priſe : demi heure après je me trouvai ſi radicalement guéri , que depuis je n'en ai pas eu le moindre ſimptôme. Environ ce tems Mr. Fabre d'Agen , dont le certificat de ſes grandes maladies eſt à la cinquantiéme page du Traité imprimé en 1755. me dit qu'il avoit une ſervante qui lui étoit tombée malade d'une douleur de côté à laquelle il offrit ledit remède dont il fait lui-même grand uſage , laquelle ne voulut pas en prendre & envoya chercher le Chirurgien qui la ſaigna quatre ou cinq fois , & par ces ſaignées l'avoit réduite à un tel état qu'elle étoit agoniſante , ayant reçu tous les Sacremens & la recommandation de l'ame faite , ne pouvant avaler une goute de bouillon ſans pamer. Ledit Mr. Fabre s'étant informé de la fille qui la servoit, elle lui dit son état tel que ci deffus, & qu'on n'attendoit que le moment qu'elle expirât, ne marquant d'autre sentiment de vie que quelque mouvement de langue, ayant perdu l'usage de tous ses sens. Ledit sieur répondit tandis pour elle, si elle m'avoit cru, & qu'elle eut pris le remède de Mr. Ailhaud, cela ne seroit pas arrivé : alors la fille lui dit, peut-être serions-nous encore à tems de le lui donner. Puisqu'elle est morte également, prépare-lui cette prise, & fais la lui avaler ? On prépara en effet cette prise qu'elle avala par force, elle fit un tel effet qu'elle la vuida prodigieusement : le lendemain on lui en donna une seconde qui opéra très bien, & alors elle se trouva en état d'avaler facilement son bouillon, & le visage qui étoit auparavant platré, reprit sa couleur naturelle : on lui en donna une troisiéme prise le lendemain qui la sortit de son lit & de sa maladie ; elle fut ce jour puiser un sceau d'eau, & depuis elle se porte très bien.

Notre respectable Directeur du Bureau des Lettres de cette Ville, m'a assuré en présence de plusieurs de nos Réligieux qu'il y avoit douze ou quatorze ans qu'aucun Médecin ni Apoticaire ou Chirurgien n'avoient mis le pied dans sa maison, & que le seul remède de Mr. Ailhaud lui avoit guéri toute sa famille de différentes sortes de maladies, comme fiévre putride, point de côté & autres, laquelle famille consiste en sept enfans lui & sa femme, sans en avoir perdu aucun ; ainsi lui & ses enfans en font un grand usage. Monsieur son aîné m'a avoué en avoir pris lui seul plus de cent prises. L'on me mande de Martel dans ce Diocèse, que ce remède y devenoit fort renommé pour toutes sortes de maladies , & surtout pour les humeurs rûmatismales ; l'on m'a aussi mandé de la même Ville , que ce seul remède avoit fait sortir une quantité prodigieuse de vers très gros à Mlle. de la Faurié, Paroisse de Meyrac présent Diocèse , &c.

Signé , *F. Gerard* , Carme déchaussé.
A Cahors le 26. *Septembre* 1759.

<hr>

Vers.

J'Ai parcouru avec soin & attention toutes les lettres & certificats qui prouvent la bonté de votre Poudre , mais je n'y ai rencontré aucun fait semblable à celui-ci : voici de quoi il s'agit.

Un jeune homme âgé de 22. ans , fils de Mr. Babac Marchand de notre Ville , est travaillé depuis environ 15. ans d'un mal de tête pour lequel je l'ai saigné & purgé nombre de fois, & cela sans aucun soulagement. Je l'ai mis à l'usage de votre Poudre qui a opéré de très grandes évacuations, a fait un effet si surprenant que je ne puis m'empêcher de vous l'écrire : ce sont des vers aprochant de la figure & de la nature d'une chenille qu'il a jetté par le nez. Le premier ver qui sortit ne me surprit qu'autant que la chose est très singuliere : je n'attribuai pas cet effet à votre Poudre ; mais cependant l'ayant continuée il en est sorti quatre. Actuellement il y a lieu de croire que c'est l'effet de votre Poudre , puisque depuis quinze ans qu'il a sa douleur , jamais il n'en a jetté que depuis que je lui ai fait faire usage de votre Poudre.

La premiere fois que le ver fortit je lui fis refpirer la fumée du mercure éteint dans la fleur de fouphre, ce qui n'a rien fait. Ces vers, qui font logés dans les finus frontaux, font encore en abondance parceque les douleurs continuent encore très violemment, &c.

Signé, *Didelot*, Chirurgien juré.

A Bruyeres par Nancy en Lorraine, ce 2. Octobre 1759.

Fiévre ardente.   *Mal de tête.*
Toux féche.   *Dégoût.*
Echauffement.   *Epuifement.*

PAr la vertu de votre Poudre, la fanté de nos Réligieux fe trouve parfaitement rétablie dans la plûpart & prefque entiérement dans les autres fans autre remède. Un effet furprenant entre les autres s'eft opéré en la perfonne d'un de nos peres qui vers la fin d'une miffion, fe trouva atteint tout à la fois d'une fiévre ardente, d'un violent mal de tête, d'une toux féche & continuelle, d'un dégout univerfel, d'un grand échauffement, enfin d'un épuifement total. Un homme de l'art qui le vit la veille de fon départ, ne lui donna pas huit jours de vie; trois prifes feulement de votre Poudre le tirerent d'affaire & lui rendirent en peu de tems une fanté parfaite, &c.

Signé, *Bernardin* Prieur des Auguftins Réformés du couvent St. Pierre.

A Aix le 2. Octobre 1759.

Ardeur d'urine.   *Hidropisie.*
Epilepsie.   *Dissenterie.*
Fiévre maligne.

C'Est avec un vrai plaisir que je vous ap=
prens les succès de votre remède depuis six mois, & surtout depuis que Mr.
d'Arreche Curé de Cibour notre voisin,
(qui a pris exemple sur moi) homme d'une
grande réputation & bien méritée dans nos
quartiers, à tous égards sensé & respectable,
attaqué depuis long-tems par des ardeurs
d'urine & autres maux jugés incurables par
les Médecins qui l'ont traité, s'en trouve
presque guéri de tous à l'âge de 80. ans par
votre Poudre prise suivant vos régles, &
qu'il continue encore à prendre ; que depuis
cet exemple, dis-je, votre Poudre est devenue le remède presque universel dans ces
cantons.

Je vois sous mes yeux un hidropique condamné à la ponction & prêt à mourir, radicalement guéri au moyen de dix prises, un
épileptique aviné, guéri aussi radicalement à
la quarantiéme prise, & continuant à en
prendre jusqu'à 80. pour s'en mieux assurer.
Pour une très mauvaise dissenterie qui a regné
ici cet été, on en a fait un grand usage, sans
que pas un en soit mort, tandis que les Médecins ne réussissoient pas sur tous les sujets.
Tout récemment une Demoiselle, dont le
jugement, l'esprit & le bon sens sont re-
connus & avoués, a constamment refusé de
voir ni Médecin ni Chirurgien, quoiqu'atteinte d'une fiévre maligne : elle s'est entié=

rement livrée à votre remède, elle eft levée
& en convalefcence, &c.

Signé, *du Vergier*, Prêtre.
'A S. Jean de Luz le 13. Octobre 1759.

Fièvre continue.   *Dévoyement.*
Perte de fang.   *Hidropifie.*

VOtre Poudre merveilleufe qui m'a tiré
feule, Dieu aidant, de plufieurs maladies différentes & mortelles, vient de me
guérir au moyen de fept prifes, d'une fièvre
continue de trois femaines, d'un dévoyement
par le haut & par le bas, perte de fang des
plus confidérables, & pour tout dire en un
mot d'une hidropifie à foixante & feize ans,
dont l'enflure qui avoit commencé par les
jambes, me faifoit fentir fes efforts & fes progrès jufques aux reins & bas ventre dur comme pierre, &c.

Signé, *Le P. Vaulcher*, Directeur du
dévot Monaftère de *l'Ave Maria.*
'A Auxonne le 16. Octobre 1759.

Dépôt.

MA reconnoiffance au fujet de vos admirables Poudres qui m'ont rendu la vie,
ne me permettroit pas de me taire, quand
je ne devrois pas vous fupplier de me donner
vos bons avis.

J'étois perdu fans reffource, lorfqu'on me
parla de vos Poudres : je confultai un homme de diftinction qui en ufoit, je lus votre
Traité avec toute l'attention poffible, & dès-
lors je me crus en voie de guérifon.

Je pris vos Poudres avec toute l'exactitude possible, & les effets en ont été surprenans ; c'étoit un dépôt épouvantable qui s'étoit formé dans mon eſtomac, des glaires horribles, épaiſſes, féches & ſi adhérentes qu'il falloit quelquefois deux & trois priſes, quelquefois deux & quatre jours pour les entraîner.

Il falloit que l'eſtomac en fut tapiſſé couche ſur couche de l'épaiſſeur de deux ou trois travers de doigt, & elles étoient entremêlées de glaires legéres, de lait caillé & d'eſpêce de peaux couleur de caffé brûlé d'un côté, & de l'autre de citron confit, qui étoient ſans doute des glaires plus anciennes, plus durcies qui en couvroient d'autres moins féches. Pour les ôter, il falloit que les Poudres les miſſent en piéces, ce qu'elles n'ont jamais fait que lentement, & avec beaucoup de difficulté. Il faut ſans exagérer que j'en aye rendu un quart de boiſſeau, autant de morceaux de lait caillé & deux ou trois pots de glaires. Ces peaux étant épaiſſes comme un petit écu, ſouvent auſſi grandes, & ce n'eſt qu'alternativement avec les glaires qu'elles ont toujours paru.

Il falloit que le dépôt fut bien abondant, puiſque j'ai déjà pris 140. priſes de vos Poudres dans l'eſpace de huit mois, & qu'il en reſte encore.

Au reſte jamais les Poudres n'ont produit aucun mauvais effet, toujours de bons, & jamais elles n'ont été ſans action. Il eſt vrai qu'elles agiſſent lentement quand les matieres ſont adhérentes, mais elles agiſſent toujours ; & ce qu'il y a d'heureux, c'eſt qu'elles agiſſent ſi inſenſiblement, que quoique j'en aye pris quatre priſes ordinairement par ſemaine, jamais je n'ai été obligé d'interrompre mes fonctions les Fêtes & Dimanches, le confeſ-ſional, la Meſſe, prêchant juſqu'à deux fois à mon ordinaire, à meſure que l'eſtomac ſe vuidoit, je ſentois renaître mes forces ; j'a-vois depuis long-tems perdu ma voix, ma gayeté, tout cela eſt revenu ; toujours bon appétit, jamais de fiévre.

C'eſt donc à vous, Monſieur, & à vos merveilleuſes Poudres que je dois la vie après Dieu ; auſſi ſuis-je pénétré de la plus vive reconnoiſſance, &c.

Signé, *Fourcade*, Prieur Curé de Mouſ-ſoulens.

A Carcaſſonne en Languedoc le 25. *Octobre* 1759.

Perte rouge.	*Fauſſe couche.*
Hidropiſie.	*Pâles couleurs.*
Fiévre maligne.	*Jauniſſe univerſelle.*

J'Ai à vous apprendre quelques effets mer-veilleux de vos ſalutaires Poudres. Je ne vous parlerai que de cinq ou ſix entr'autres qui ont été tirés des portes de la mort, les voici. La Dame de Tillet ma niéce enceinte de quatre mois avec une perte rouge dont elle étoit accablée depuis le moment de ſa groſ-ſeſſe, les Médecins pour tout ſoulagement lui faiſoient faire quelques ſaignées, je tiens d'elle qu'on l'aſſûroit, dans l'état où elle étoit, qu'il n'étoit pas poſſible qu'elle porta ſon enfant heureuſement, & qu'elle devoit faire des fauſſes couches. Epuiſée au déla de ce que je pourrois vous dire, dans la crainte de perdre la vie je la déterminai avec assez de peine d'en prendre une prise un samedi matin qui arrêta sa perte sans qu'elle soit plus revenue jusqu'au moment de ses couches qui furent des plus heureuses, le jour d'hier qu'elle mit au monde une fille très bien née.

Un homme d'Aramit nommé Barata étoit affligé depuis huit ou dix ans d'un regorgement extraordinaire d'abord après ses repas. Il y eut lundi quinze jours qu'il en prit une prise qui seule raccommoda son estomac au point qu'il ne rendoit plus ; il en prit une seconde le Dimanche suivant qui lui fit des prodiges : je m'imagine qu'il n'aura plus eu d'accident, n'en ayant pas entendu parler.

Une misérable Espagnole que le hazard fit que je rencontrai, m'ayant paru très malade, je m'arrêtai pour lui demander ce qu'elle avoit, si elle étoit enceinte : elle me dit que non, qu'on la disoit hydropique. Je lui dis de m'envoyer son mari à qui je remis deux prises de Poudre qui la désenflèrent de la moitié ; je lui en donnai jusqu'à cinq qui l'ont radicalement guérie.

Ayant été à Jacca dans le mois de Juin dernier, une pauvre fille entiérement rendue des pâles couleurs, quatre prises de Poudre que je lui donnai la guérirent parfaitement, avec ceci de particulier, qu'à la premiere prise la foiblesse de ses jambes passa, & qu'elle marcha comme si elle n'eut jamais été malade ; ainsi cette guérison & le bien qu'en a ressenti le Chanoine Jussan qui en a usé les met au goût des Médecins, & en particulier du Docteur Anarés de ladite Ville qui en use lui - même, & qui s'en trouve très bien pour soutenir sa

santé

santé qui, m'a-t-on dit, n'étoit pas des meilleures.

Il y aura lundi quinze jours, qu'étant à ma campagne, j'y appris qu'une fille du nommé Rodrigue de la Soubeterre appartenante à Monsieur le Procureur Général du Parlement de Pau avoit reçu les Sacremens, je fus la voir : l'ayant trouvée avec un redoublement affreux qu'on croyoit devoir l'emporter, je proposai à une tante qu'elle avoit auprès d'elle, si elle ne voudroit pas que je lui donnasse une prise de vos Poudres, en l'assûrant que pourvû qu'elle opérât, elle devoit espérer de la tirer d'affaire ; elle y consentit. Il ne se passa pas un quart d'heure que la malade, depuis qu'elle l'eut avalée, ne fit un soupir en s'écriant : ah mon Dieu ! je ne souffre plus du cœur ni de la gorge; enfin elle en prit six prises en sept jours. Un de ses voisins m'assûra hier qu'elle mangea une grive jeudi se trouvant hors d'affaire, sa maladie étant une fiévre maligne.

Monsieur de Dinse, Doyen du Chapitre d'Oléron, fut guéri avec quatre prises d'une jaunisse universelle il y a environ huit ans, &c.

Signé, *N. Taules*, Seigneur de Donnecy.
A Oléron en Bearn le 3. Novembre 1759.

Fiévre maligne.	*Fiévre lente.*
Dissenterie.	*Mouvemens convulsifs.*
Hoquet.	*Colique d'estomac.*
Vomissement.	*Goute.*
Vers.	*Vomissement de sang.*

J'Aurois été en grande peine, si je n'avois eu que les remèdes ordinaires à op-

poſer à tant de fiévres malignes & autres maladies que j'ai eu à traiter. Je puis en compter au moins cent cinquante depuis la fin
de Mars, que j'ai tous radicalement guéris
& promptement, les uns attaqués des fiévres les plus ardentes que j'euſſe vû, & en-
têtés de ſe faire ſaigner & faire l'uſage des remèdes indiqués dans les différens traités ;
ils ont, dis-je, été reduits au lit pendant trois
ſemaines, un mois, ſix ſemaines & même
plus ; les autres plus dociles ont pris le parti
de la raiſon, & ont été guéris avec deux,
trois & quatre priſes au plus de vos excellentes Poudres.

Un pauvre homme nommé Victor Bonnet
de la Paroiſſe de Pauloult a ſupporté un
cours de ventre ſanguinolent environ quatre
mois, avec une deſcente de fondement,
de ſorte que l'inteſtin deſcendoit d'un quart
de la longueur. Ce qui lui ôtoit eſpérance
de guérir, étoit que le hoquet continuel &
le vomiſſement qui le reprenoit ſitôt qu'il
prenoit de la nourriture, & faiſoit retomber
l'inteſtin, malgré toutes les précautions qu'on
pouvoit prendre pour l'en empêcher. J'ap-
portai tous les remèdes à cette facheuſe maladie, ſans en voir réuſſir un ſeul ; je vis
enfin qu'il falloit que le malade périt ainſi,
mais après avoir enviſagé la miſére où alloient être ſes enfans, je retournai le voir
dans le deſſein de tenter ſi vos Poudres pourroient lui donner du ſoulagement : je lui en
fis uſer quatre priſes avant qu'il en reſtât une
dans l'eſtomac ; le lendemain je retournai,
je trouvai le hoquet moins violent, je lui
en redonnai, je continuai quatre jours, le
vomiſſement ceſſa ainſi que le hoquet ; il re-

vint peu à peu, je lui en fis user encore quelques demi prises qui opérerent un effet surprenant. Il rendit des morceaux de chair, j'eus peur en ce tems ; je pensai que le velouté partoit, cependant je continuai ; son indication me mettoit à l'abri des reproches s'il venoit à mourir, mais je vis peu à peu tous les simptômes effrayans disparoître. C'étoit un homme qui auroit été plus promtement rétabli, s'il avoit été en état d'avoir des bons alimens, mais malgré sa misére je puis certifier qu'il est bien guéri & qu'il travaille avec autant d'activité que jamais, au moyen de onze gros de votre Poudre que je lui ai fait user suivant sa force.

Le fils de la veuve Bourgeois après avoir été dix-sept jours de suite dans une fiévre qui lui ôtoit la connoissance, & qui ne cessoit de s'écrier à chaque instant sans dire son mal, quoiqu'il aye quinze ou seize ans, a été guéri de ce triste état au moyen de trois prises qui lui ont fait rendre des biles & glaires innombrables, & au moins quatre-vingt vers de toute longueur ; il en a rendu de deux pouces plats & larges à proportion de leur longueur, d'autres de demi quart & gros comme le petit doigt.

La femme du nommé Joly journalier de cette Paroisse, en a rendu un si grand nombre qu'on ne le peut définir : ils sortoient par pelotons attachés de glaires, ce qui lui avoit donné un mal d'estomac depuis huit mois qui étoit accompagné de fiévre lente, & dont les redoublemens dans les grandes douleurs étoient connus par des mouvemens convulsifs dans les bras ; tous ces accidens ont disparu après l'usage de six prises.

Le Sr. Guiliet mon très digne Pasteur, attaqué depuis plusieurs années d'une colique d'estomac violente qui revenoit dans tous les changemens de saison, a quitté l'usage de la saignée, & s'est guéri avec six prises qu'il a usées dans un mois.

Le Sr. Voisine Procureur à ce Siége, attaqué de goute dans les pieds , genoux & poignets depuis plusieurs années, avoue n'avoir passé depuis plus de dix ans un été entier sans avoir d'accès de goute ; ayant voulu éprouver vos Poudres ce printems, il en a usé trois prises ; à présent il est encore sans douleur.

Deux de mes parentes , l'une attaquée d'un vomissement de sang par grumeaux, qui venoit tous les trois ou quatre mois depuis quatre ans , a été guérie avec quatre prises, Il y a dix-huit mois que sans saignée ni autre médecine , elle n'a souffert aucun mal.

L'autre étoit attaquée d'un mal d'estomac depuis plus de cinq ans , elle en est radicalement guérie au moyen de huit prises, qui lui ont fait rendre des glaires semblables à des blancs d'œufs demi cuits , &c.

Signé *Fréron* , Maitre Chirurgien.
A l'Isle-Bouchard en Touraine le 14. Novembre 1759.

Dartres.

JE dois vous dire que votre Poudre a fait un effet merveilleux ici à un Conseiller abandonné des Médecins, & souffrant depuis bien des années ; il est radicalement guéri.

Ma fille cadette qui avoit le corps tout rempli de dartres , a pris selon vos ordres durant trois mois tous les cinq jours une prise de Poudre ; elle est maintenant débarrassée de toute dartre & engraissée , elle a pris les plus belles couleurs du monde , &c.

Signée, *de Marteville* , née d'Ammon.

A Stockolm le 16. *Novembre* 1759.

Au trés Révérend Pere Felix.

Cours de ventre.	*Indigestion.*
Aigreurs.	*Etouffement.*
Mal de tête.	*Vers.*
Epuisement.	*Vapeurs.*

IL est tems de rendre à Mr. Ailhaud les honneurs du triomphe. Les remercîmens que je lui dois méritent d'être publiés , je m'en fais même un devoir pour essayer de confondre ses ennemis. Pourroit-il douter de mon attachement ? je lui dois la vie ; le bienfait répond assez de ma reconnoissance : heureux , si en publiant les effets miraculeux de ses Poudres , je pouvois détruire les préjugés du public souvent trop crédule : des faits avancés au hasard autant que par intérêt ne peuvent tenir contre les preuves que j'ai. Que certaines personnes surtout se déchaînent contre un remède , je n'en suis point surpris. Ils ne connoissent pas ce remède , qu'importe! il réussit , c'en est assez. En vérité leur décision devroit-elle en imposer ! j'accorde avec eux que ces Poudres peuvent ne pas convenir à tous les tempéramens ni à toutes les maladies indistinctement ; j'en demande pardon à Mr. Ailhaud ; je n'ai pas encore pû me figurer qu'un remède fut une selle à tous chevaux. A-t-on jamais imaginé pour cela de proscrire un purgatif & de décrier son auteur avec autant de passion ? On ne peut nier que celui de Mr. Ailhaud n'ait été très souvent contrefait ; n'est-il pas également ridicule & injuste de le confondre avec ces charlatans ? Cependant on veut le rendre responsable de tout, sans entrer dans aucun examen. Mr. Ailhaud, dit-on, a tué tels & tels : je n'en crois rien sur l'expérience que j'ai eu de pareils bruits, ainsi que de son purgatif ; mais je le suppose, j'en appelle à la Faculté même. Quel Médecin de bonne foi ne conviendra pas avoir procuré la mort de plusieurs par des remèdes bons én eux-mêmes, mais mal appliqués ; le plus habile est celui qui en tue le moins. La cause est commune, & l'honneur à peu près égal entr'eux : je suis donc surpris de leur peu d'indulgence. Les hommes à talent ont eu dans tous les tems le sort de Mr. Aillaud ; le nombre & la qualité de ses ennemis sont autant de preuves de son mérite.

J'entre dans le détail de ma maladie pour mieux faire juger de l'efficacité & de l'excellence du remède ; que ne l'ai-je connu plutôt !

Je date de loin ; ma maladie fut occasionnée par les fatigues excessives du Siége de Mons en 1746. je ne dois pas oublier cette époque : quoique d'un tempérament assez délicat jusqu'à 22. ans, je n'étois sujet à aucune maladie, je ne connoissois même pas la fiévre. A plusieurs abcès assez violens succéda pendant cette campagne un cours de ventre ; e n'imaginois pas alors que cela pût avoir au-

tant de conféquence : revenu à Metz après
la campagne , je le négligeai encore pendant
près de deux mois. Le mal augmentoit, les
forces diminuoient , je fongeai alors à recourir aux remèdes. J'en fis plufieurs , la plûpart affez mal, & par conféquent fans beaucoup de fuccès. C'eft quelquefois un grand
défaut que d'être jeune : ennuyé de l'affujettiffement inféparable des régles de la Médecine , je prétendis accoutumer le mal à
mon badinage. L'eftomac fe dérangea totalement, les indigeftions devenues plus fréquentes , le cours de ventre alloit fon train ; tout
cela m'affoibliffoit fans me corriger. La Cour
m'envoya en réfidence à Huningues en 1747.
je fus toujours le même : j'aurois dû être en-
chanté de cet ordre qui me mettoit en liberté de travailler à ma guérifon , je n'aurois
pas été en état de faire campagne : cependant
cet ordre me contraria beaucoup ; je ne mis
point ce tems à profit. La fiévre me prit encore cette année au commencement de l'automne, elle céda aux remèdes, & j'obtins
un congé pour reprendre l'air natal. Je me
livrai à tous les remèdes que chacun m'indi-
quoit à l'envi , parce qu'ils ne demandoient
pas grand affujettiffement ; cela ne fit que
blanchir contre un mal fi invétéré , les fibres
de l'eftomac fe relâcherent à un point extraordinaire. Je commençai à penfer un peu
plus férieufement ; le progrès du mal me fit
reconnoître tous mes torts. J'étois réduit à ne
pouvoir digérer ; c'étoit aigreurs continuelles, tout ce que je prenois me reftoit comme un poids fur l'eftomac , & me caufoit
des étouffemens confidérables , de-là beaucoup de maux de tête & une grande débi-

lité d'estomac, ce n'en étoit point encore assez : à tous ces maux s'en joignit un autre dans la suite qui paroissoit tenir de la vapeur. Les attaques en étoient très fréquentes ; c'étoit un étouffement & un serrement d'estomac considérable qui me faisoit venir à la bouche une quantité d'eaux étonnante, souvent le cœur se mettoit de la partie, j'étois quitte de tout aussitôt que je pouvois rendre des vents, surtout par en haut ; cela me prenoit à tous propos : quoique cela ne fut que momentané, j'en étois quelquefois très incommodé & même réveillé en sursaut. Cela m'avoit un peu inquieté, je l'avoue ; l'épuisement où j'étois en 1749. ne se conçoit pas : je me vis alors obligé de quitter le service & mes amis du corps de l'Artillerie où je servois, c'est tout dire ; on peut juger que je n'avois pas de ces maux d'estomac si violens qui obligent les plus rebelles d'avoir recours à la Médecine ; sans avoir de ces douleurs si vives, je faisois pitié à tous ceux qui me voyoient, enfin j'étois devenu doux comme un mouton. Je m'abandonnai entre les mains d'un très habile Médecin qui épuisa sur moi tout son art, il faisoit de moi tout ce qu'il vouloit, les remèdes les plus convenables furent tous mis en usage sans beaucoup de succès, ma pauvre carcasse étoit une boutique d'Apoticaire, les eaux de Vichy & de Forges ne réussirent pas ; on me mit au lait de chevre, ensuite au lait de vache pour toute nourriture pendant les années entiéres à différentes reprises, la question fut de le faire passer ; on y parvint, ce genre de vie m'avoit rendu un peu de mes forces, & me soutenoit beaucoup plus que toute autre nourriture : je ne le quittois pas impunément ; c'eſt ſans contredit celui de tous les remèdes qui ait le mieux réuſſi : tout cela cependant n'alloit point à la ſource du mal. Je trainois toujours une vie miſérable & languiſſante, ayant éprouvé maintefois les caprices de mon eſtomac, j'étois continuellement dans la crainte de quelque révolution nouvelle. Enfin quoique mon état, graces à Dieu, ne m'eût jamais affecté à un certain point, ni même autant que mes amis, je commençois à déſeſpérer de moi en 1755.

J'entendis parler alors avec beaucoup d'éloges des Poudres de Mr. Ailhaud à pluſieurs perſonnes. D'autres me citoient les exemples les plus capables d'effrayer ; la crainte l'emporta ſur l'eſpérance, c'eſt aſſez l'ordinaire en pareil cas. Le parti le plus ſûr étoit celui que je pris de ne jamais faire un eſſai dont les ſuites devoient être auſſi funeſtes. On a raiſon de dire qu'il ne faut jamais jurer de rien. Un dérangement conſidérable qui me frappa beaucoup ſurvint à la fin de 1755. j'oubliai toutes mes réſolutions, j'avois encore les mêmes frayeurs, mais aux grands maux il faut des grands remèdes : ce fut, pour ainſi dire, un coup de déſeſpoir ; je me déterminai donc à prendre des Poudres de Mr. Ailhaud. J'avoue qu'avant d'aller en batterie, je n'ai jamais mis ſi bon ordre à mes affaires. La premiere priſe me fit un effet prodigieux & diminua un peu mes allarmes, le ſurlendemain je fis une ſeconde tentative qui réuſſit, de façon que j'y pris goût ; je devins plus hardi. Ma confiance augmentoit à proportion du nombre, cela alloit bon train, la premiere année ſurtout peu à peu j'ai ra-

K y

lenti mon pas felon que je l'ai jugé à propos; car fouvent il faut être fon Médecin foi-même. Depuis quatre ans j'en fuis au moins à la cent quarante-huitiéme prife, je n'ai jamais trouvé purgatif plus doux, & en même tems auffi actif : on peut s'en rapporter à moi, j'ai fur cela affez d'expérience. On ne concevroit pas que le corps pût contenir autant d'ordures que j'en ai rendu de toute efpêce, je fuis étonné moi-même de la bile & de la quantité de glaires jaunes, vertes, récuites & épaiffes comme de la cole, fouvent même encore ayant bien plus de confiftence. J'ai rendu une infinité de matieres femblables à des petits morceaux de craïe, beaucoup de peaux comme du parchemin bouilli, qui fervoient fans doute d'envelope à ces matieres; la différence des évacuations mêlées de ces peaux, fembloit m'annoncer un nouveau fuc.

Voilà de quoi mon corps étoit tout farci & ce que les Poudres de Mr. Ailhaud ont expulfé fans douleur, & qui plus eft fans me fatiguer. La même prife fouvent travailloit plufieurs jours de fuite ; il eft vrai que j'ai éprouvé quelques fois des révolutions qui auroient pû faire abandonner la partie à tout autre, je n'en étois que plus amoureux de Mr. Ailhaud. Mon expérience me fervoit de guide & m'a toûjours mis au-deffus de tous les propos. Je n'écoutois rien par ma conftance, & en dépit des jaloux, je fuis parvenu à dégager & rétablir entiérement mon eftomac. Je mange beaucoup & avec appétit, rien ne me fait mal. Il eft vrai que j'obferve encor un certain régime, mais fouvent je prens l'effor. Mon

eſtomac ne le trouve pas mauvais, je n'a-
buſerai pas cependant de ſa complaiſance.
Depuis quatre mois, je me ſuis un peu
remis au maigre de tems en tems, les forces me reviennent de jour en jour; en un
mot les Poudres de Mr. Ailhaud m'ont rap-
pellé à la vie, au grand étonnement de
mes amis. Qu'on en diſe ce qu'on voudra,
la preuve de ma guériſon eſt inconteſtable,
& bien capable de confondre les envieux.
Cette eſpêce de vapeur dont j'ai parlé a été
très opiniâtre, elle n'a cédé que peu à peu,
& je ne compte en être quitte que depuis
trois ou quatre mois. Pour rendre la victoire
de Mr. Ailhaud complette, il ne s'agit plus
que d'un peu de circonſpection, & prendre
encore de tems en tems le même purgatif,
je n'y manquerai pas : j'ai trop bien appris
à juger du prix de la ſanté, je ménagerai
celle que Mr. Ailhaud m'a rendue pour
chanter long-tems ſes louanges & bénir
Dieu de m'avoir fait connoître ſon remède
& de m'avoir donné la perſévérance, &c.

Signé, le Chevalier de Perrochel.

Je vous envoie cette lettre reçue le 9. je
la confiai le 10. à Mr. l'Abbé de Canilhac
grand Vicaire de Blois : elle fut lue le même jour en bonne compagnie où pluſieurs
Médecins ſe trouverent; il me la renvoya
le 11. & je vous en fais le dépoſitaire pour
être imprimée dans la nouvelle édition.

Signé, F. Felix, ancien Prieur des
Auguſtins Réformés de la Place des
Victoires à Paris.

A Paris le 30. Novembre 1759.

K vj

Fiévre.   -   *Fluxion sur l'œil gauche.*
Dégoût.

JE crois être obligé de vous rendre compte de l'effet merveilleux que votre Poudre purgative a opéré en moi.

Je fus attaqué dans le mois d'Août dernier d'une diarrée qui ne me dura que vingt-quatre heures, après quoi il me survint une fiévre ardente & putride avec des redoublemens qui se succédoient les uns aux autres, avec un mal de tête extraordinaire, ce qui me causa une fluxion très violente sur l'œil gauche.

Le Médecin à qui je m'adressai me fit saigner au bras & me purgea deux jours de suite, ce qui m'occasionna encore des abcès de fiévre plus violens. Il se servit du quinquina qu'il me fit prendre au nombre de huit prises, cela modéra un peu les abcès, mais il me resta toûjours une fiévre lente avec la fluxion sur l'œil gauche, d'où il coula environ une taupette d'eau extrêmement acre, & un battement sur la temple, au point de ne pouvoir reposer un moment pendant deux jours. Me voyant dans cet état, je me déterminai à prendre une prise de votre Poudre : dès l'avoir prise & avant toute évacuation, le battement sur la temple cessa, & me procura incontinent un sommeil de trois heures qui auroit été plus long si l'on ne m'eut éveillé pour me faire prendre du bouillon. A mon reveil le remède commença d'opérer, & produisit une évacuation qui dura vingt-quatre heures ; cela me détermina à prendre une seconde prise de votre Poudre.

qui continua l'évacuation jusques au lendemain. Depuis lors je me trouvai sans fiévre, sans battement sur la temple, sans fluxion sur l'œil, avec appétit & sans dégoût & me suis toûjours bien porté, &c.

Signé, *De Spalungue.*

A Pelom près le port Ste. Marie en Guienne par Agen.

Fiévre maligne.	*Oppreſſion.*
Tranſport au cerveau.	*Crachement de ſang.*
Fiévre continue.	*Fiévre putride.*
Douleur d'eſtomac.	*Perte de ſang.*
Foibleſſe.	*Suppreſſion d'urine.*
Évanouiſſement.	*Toux ſéche.*
Fiévre.	*Coliques.*
Point de côté.	*Goute.*

JE commence, pour remplir mes promeſſes, à vous entretenir des divines opérations de votre Poudre purgative.

Le nommé Bedoin de la Paroiſſe Saiſilly, attaqué d'une fiévre maligne, tranſport au cerveau, fut en premier lieu traité ſuivant les principes de l'art : on lui ouvrit les veines des bras & du pied, pluſieurs fois on mit en uſage les purgatifs, les potions fébrifuges, tous ces remèdes furent ſans effet. Enfin on lui donna l'émétique, point de guériſon : au contraire ce dernier le travailla ſi fortement qu'il occaſionna un flux de ventre de ſix ſemaines ſans intervale ; on m'appella lorſqu'on le croyoit à ſa fin, & effectivement je le trouvai ſans connoiſſance, faiſant des cris & craquemens des dents

effroyables qui n'étoient interrompus que
par des soupirs entrecoupés ; une haleine cadavereuse , & toûjours une chaleur excessi-
ve avec tremblement de tout son corps , surtout un begayement occasionné par la sé-
cheresse de sa langue qui étoit noire & crou-
tée. Enfin malgré que je le voyois sans espérance de vie , je me déterminai à lui faire
prendre une prise de vos Poudres, ce qu'il
fit avec bien de la peine , & j'en laissai trois
autres à sa mere , lui marquant le tems &
la façon de les lui faire prendre. Je fus quatre jours sans le voir , & ne fus jamais plus
surpris lorsqu'en y retournant je le trouvai
sans transport & en pleine connoissance ,
votre purgatif lui ayant fait rendre une quantité prodigieuse de bile & de glaires , &
même en état de se lever , s'il n'en eut été
empêché par une écorchure au dos. Je le
pansai , & pour le mettre tout-à-fait hors
de son lit , je lui fis prendre une cinquiéme prise de votre Poudre qui l'a enfin mis
sur ses pieds & totalement guéri. Sa mere
prise d'une fiévre continue fut guérie avec
une seule prise de vos Poudres.

Le Sr. Drouard de Joncheres bourgeois
de cette Ville avoit un enfant de trois ans
travaillé d'une fiévre convulsive à laquelle se
joignoient des transports affreux & des sou-
lévemens de corps considérables accompagnés de cris extraordinaires & des peurs continuelles. Il avoit sur le corps des irruptions
de couleur livide qui rentroient dans les ré-
doublemens de la fiévre , & ressortoient ensuite , joint à tout cela un regard infixe &
& l'haleine cadavereuse. Il s'est trouvé guéri
par le moyen de deux prises données par

petites dofes & à différens tems.

Le Sr. le Noir, Contrôleur des Actes en cette Ville & Procureur, après avoir été faigné & purgé pour fe guérir d'une douleur d'eftomac qui lui caufoit des foibleffes violentes qui alloient jufqu'à l'évanouiffement, n'a pû être guéri que par votre purgatif dont il n'a cependant pris qu'une prife qui lui fit rendre beaucoup de bile & de glaires cuites, noires comme l'ancre; enfin il trouve votre remède fi falutaire qu'il ne veut plus prendre d'autre purgatif.

Un domeftique du nommé Granger falpétrier de cette Ville, attaqué de fiévre, point de côté, oppreffion violente, & crachement de fang par grumeaux, fe trouva tout-à-coup fi foible que dès le lendemain de fa maladie il tomba en fincope, lorfque pour le fatisfaire je lui tirai tout au plus un verre de fang. Ne voyant gueres de jour à le tirer d'affaire fans le fecours de vos Poudres, je lui en ai fait prendre deux prifes tout d'un coup; deux jours après je lui en ai fait prendre une prife, & l'ai mis bientôt en état de retourner à fon fervice.

La femme d'un appellé Saffier, prife d'une fiévre putride qu'elle a gardée huit jours fans courir au remède à caufe de fon indigence, enfin dans les bras de la mort elle envoya fon mari me chercher, parce qu'à cette fiévre s'étoit jointe une perte des plus fortes, tombant à chaque inftant dans des foibleffes & des évanouiffemens caufés par des écoulemens extraordinaires. La voyant en cet état, je confeillai à fon mari de lui faire adminiftrer les Sacremens, après quoi la charité me fit penfer à vos Poudres, ne voyant d'autres remèdes pour la guérir, vû que je lui trouvai le ventre tendu & suppression d'urines, le pous petit & convulsif : je lui en fis prendre deux prises consécutivement, & deux autres à différens tems qui l'ont totalement délivrée, de façon qu'il ne lui reste plus que de la foiblesse.

Une fille aussi de cette Ville nommée Bourgeois, tourmentée d'une fièvre violente, point de côté, oppression & toux séche, me fit appeller ; je la trouvai dans un triste état, d'autant plus que sa pauvreté l'empêchoit de se pourvoir des alimens nécessaires : malgré son indigence je n'ai rien négligé pour la guérir, & n'ai trouvé d'autres moyens que deux prises de votre Poudre qui l'ont mise dans le cas de venir me remercier.

Le Sieur Guillet Curé de cette Paroisse, & Voisine Procureur, continuent de se trouver bien de l'usage de votre purgatif : l'un ne se sent plus de ses coliques, & l'autre de ses attaques de goute, depuis qu'il use de vos Poudres, &c.

Signé, *Fréron*, Maître Chirurgien.

A Lisle-Bouchard en Touraine le 18. Décembre 1759.

JE me joins à la lettre ci-dessus pour vous marquer combien je suis satisfait de l'effet de vos Poudres dont j'ai fait usage dans une colique d'estomac à laquelle j'étois sujet, & dont j'ai été guéri après deux prises seulement, &c.

Signé, *le Noir*, Notaire.

Signé, *Guillet*, Curé de St. Gilles de Lisle-Bouchard.

A Lisle-Bouchard ce 18. Décembre 1759.

OUtre que je certifie l'excellence & la douceur des purgatifs de la Poudre de Mr. Ailhaud, j'atteste que depuis que j'en use, les abcès de la goute de laquelle je suis attaqué depuis vingt ans & par deux ou trois fois l'an & très vivement, ces abcès ne sont ni si fréquens ni si douloureux, & avoir remarqué que la plus grande fréquentation qu'on peut faire de cette Poudre, ne peut opérer que des plus grands effets sans rien risquer.

Signé, *Voisiné*

A Lisle-Bouchard ce 18. Décembre 1759.

JE soussigné certifie que dans une maladie d'un de mes enfans âgé seulement de trois ans, & telle qu'elle est expliquée dans la lettre ci-dessus de Mr. Fréron Maître Chirurgien en cette Ville, il seroit péri sans le secours des merveilleuses Poudres de Mr. Ailhaud, d'autant que je ne prévoyois pas que tout autre remède l'eut pû tirer d'affaire, & même sur plusieurs guérisons que j'ai vû opérer sous mes yeux par cette même Poudre, je me suis déterminé à ne jamais user d'autre purgatif ni pour moi ni pour ma famille, en foi de quoi j'ai signé le présent.

Signé, *Drouard des Joncheres*, Bourgeois.

A Lisle-Bouchard le 18. Décembre 1759.

Hidropisie de poitrine.   *Squirre.*

UN Médecin d'ici qui ne blâme pas l'usage de vos Poudres, ce que ne font pas

beaucoup d'autres, m'a dit qu'il a fait prendre cent prifes de cette Poudre, & je crois
en cent jours, à une Dame hidropique de
poitrine & hors d'efpérance après tous les
autres remèdes : elle a été guérie & fe porte bien depuis dix ans. Une autre Dame
me dit s'être guérie d'un fquirre avec tren-
te-une prife, &c.

Signé, *Porez*, Commis des Bâtimens
du Roi.

A Verfailles ce 20. Décembre 1759.

Clou.	*Catarrhe.*
Glandes.	*Fiévre.*
Mauvaife groffeffe.	*Dégoût.*
Vapeurs.	*Infomnie.*

IL s'opére de tems en tems avec votre
Poudre des guérifons frappantes. Le nommé Haies Charron fût, il y a déja quelques
mois, chez Mr. de Malezieux pour y travailler de fa profeffion : mondit Sieur lui
demanda quelles incommodités fon mauvais
teint faifoit connoître qu'il avoit ; il lui répondit que depuis bien des années il ne jou-
ffoit point d'une fanté parfaite, qu'actuellement il avoit un clou à la joue & tout le
col plein de glandes. Mondit Sieur lui offrit de vos Poudres & l'affûra qu'il recouvre-
roit fa pleine fanté s'il vouloit en faire ufage ; il acquiefca à fes offres gracieufes & gé-
néreufes. Après avoir incorporé la premiere
prife il eût de la fiévre & de la foibleffe ;
il ne s'en déconcerta point, il en incorpora
plufieurs autres prifes & fût en peu de jours

parfaitement rétabli : il jouit depuis lors d'un bon teint & d'une fanté excellente. Ledit Sieur Haies fût le mois paffé rendre vifite à la fœur de fa femme époufe du nommé Toré chaircutier , il la trouva dans un état déplorable ; elle avoit perdu l'ufage de la parole, elle étoit tourmentée d'une fiévre violente , elle étoit enceinte de fept mois. Il y avoit plufieurs jours que fon fruit n'avoit donné aucun figne de vie , on le préfumoit mort dans le fein de fa mere mourante. Le Médecin avoit condamné à la mort la mere & l'enfant, ledit Haies eut bien de la peine à obtenir qu'on eut recours à votre Poudre. Enfin la malade en incorpora une prife , elle lacha extrêmement d'ordures , elle en fût foulagée, elle recouvra l'ufage de la parole , elle fentit fon enfant : elle eut recours à plufieurs autres prifes , elle accoucha heureufement , l'enfant fût porté au Baptême à l'Egiife & vecût plufieurs jours. Elle eft en très bonne fanté au grand étonnement de toutes les perfonnes qui ont eû connoiffance de l'extrêmité où elle s'étoit trouvée.

Ledit Haies a une fœur âgée de quarante ans ; il y avoit environ vingt-cinq ans qu'elle trainoit une vie languiffante & fouvent fort douloureufe : fes maux étoient quelquefois fi violens qu'ils lui faifoient perdre la tramontane , elle couroit les ruës en chemife ; il l'a déterminée à ufer de votre Poudre , elle en eft rétablie, & elle eft fort contente de fon fort.

J'étois cy-devant fort fujet aux catarrhes ; ils me duroient une partie de l'hiver ; ils étoient quelquefois fi violens que j'appellois un Médecin à mon fecours. Les remèdes

qu'il m'ordonnoit n'en empêchoient point
la durée ; j'en ai eu plusieurs depuis que je
fais usage de vos Poudres, j'en ai eu entre
autres avec fiévre, dégoût & insomnie, j'ai
incorporé de vos Poudres par trois reprises,
je me suis trouvé guéri, &c.

   Signé, *du Pont de Castille*, Conseiller
Sécrétaire du Roi.

A Valenciennes en Hainaut le 20. Février 1760.

Asthme.	*Jaunisse.*
Hémorragie.	*Fiévre lente.*
Hipocondrie.	*Scorbut.*
Gravelle.	*Dartres.*
Hidropisie de poitrine.	*Fiévre.*
Abcès.	*Surdité.*

VOtre Poudre continue à faire des miracles ici. L'exemple de Mr. le Conseiller Ihre est des plus frappans : ayant été attaqué au mois de Janvier d'un asthme des
plus terribles, obligé d'être assis pendant
trois semaines dans son lit pour ne point
tousser, ne pouvant presque prendre aucun
aliment, tous les moyens de la Faculté n'a-
yant pû lui donner le moindre soulagement ; M.
le Capitaine Hiarner son beaufrere vint le
trouver pour son bonheur, & le porta à en
prendre une prise qui fit l'effet que vous verrez dans sa Lettre. Il y a huit jours qu'il vint
ici d'Upsala se portant le mieux du monde.

   Un Prêtre Lutherien nommé Heldey ayant
été attaqué, il y a quelques années, d'une
hémorragie que la Faculté n'ayant pû faire
passer, lui revenoit toujours dans la même
saison : il prit la résolution d'aller à l'Université d'Upsala pour y consulter la Faculté, mais

tout cela fans fruit, fur quoi il prit la réfolution de faire l'effai de vos Poudres dont
il fit ufage avec tout le fuccès imaginable,
étant tout-à-fait débarraffé de cette dangereufe maladie. Un autre Prêtre de la même
Communion ayant été attaqué de l'hypo-
condrie & de la gravelle au point de n'avoir
pas pû prêcher pendant cinq ans, joüit au
moyen de l'ufage de vos Poudres de la fanté
la plus parfaite, rempliffant fes fonctions
comme ci-devant.

Un autre exemple non moins frappant, eft
celui d'un Muficien de la chapelle du Roi,
qui ayant fouffert pendant plufieurs mois fût
traité comme hidropique. L'enflure étoit
montée à un tel point, qu'il penfoit à chaque inftant d'étouffer : le Médecin ne voyant
pas jour à pouvoir l'aider, lui déclara que
tout remède étoit inutile. Mon homme de
chambre qui eft de fes amis l'étant allé voir,
le trouva dans un état pitoyable ; il lui dit
que les Médecins l'ayant abandonné, il fe
préparoit à la mort : mon homme de chambre, ayant vû des preuves convaincantes de
la vertu de vos excellentes Poudres, lui confeilla d'en faire ufage ; il lui en fit prendre
une le lendemain qui ne fit pas grand effet,
mais à la féconde un abcès qu'il avoit dans
le corps crêva & lui fit rendre une quantité étonnante d'eau & de matiere, ce qui
diminua extrêmement l'enflure & lui per-
mit d'être affis fur fon lit. Il continua jufqu'au nombre de treize prifes qui l'ont radicalement guéri.

Une Dame de ma connoiffance ayant été
tourmentée par une jauniffe accompagnée
d'une fiévre lente pendant plus d'un an, a

également été guérie par quelques prises de
vos Poudres.

Ma fille cadette ayant été attaquée, il y
a un an, d'un sang extrêmement scorbutique,
& ayant le corps plein de dartres, prit selon
vos conseils votre Poudre pendant trois mois
tous les cinq jours une, & s'en trouva si bien
que non seulement toutes les dartres disparu-
rent, mais de plus prit un embonpoint & les
couleurs plus belles qu'elle ne les avoit jamais eu.

Je dois encore vous dire un cas assez sin-
gulier d'un garçon attaqué pendant un an &
demi de la fiévre, & devenu entiérement
sourd. A la premiere prise de votre Poudre
qu'on lui donna, il sentit comme un coup
de pistolet se lâcher dans la tête, qui lui rendit à l'instant l'ouïe : quelques Poudres qu'il
continua de prendre lui chasserent la fiévre,
& il se porte maintenant très bien, &c.

Signé, *de Marteville*, Envoyé extraordinaire de la République des Provinces
Unies à la Cour de Suéde.

A Stockolm le 1. *Avril* 1760.

Extinction de voix.   *Dégoût.*
Mal d'estomac.

JE ne puis trop vous remercier de la bonté de vos excellentes Poudres, attendu que
ma femme, depuis près d'une année entiere,
se trouvoit attaquée d'une extinction de voix
que l'on ne pouvoit l'entendre ; accompagnée
d'un mal d'estomac qui lui prenoit fort fréquemment & d'un dégoût perpétuel. Nous
avions fait toutes les herbes de la St. Jean

fans y pouvoir remédier d'aucune forte : j'ai eu le bonheur d'entendre parler de vos Poudres, moyennant douze prifes elle en a été délivrée totalement, &c.

Signé, *Gallet*, Marchand, rue St. Denis proche la porte Paris au Soleil d'or.

A Paris le 30. *Avril* 1760.

Flux de fang.   *Pleuréfie.*
Fievre continue.   *Gale.*
Langue noire.

JEan Billiard âgé de vingt-quatre ans pauvre maneuvre de Chamarin, Village de cette Paroiffe, depuis trois femaines étoit affligé du flux de fang : cette maladie l'avoit réduit au lit depuis fept jours, d'où il ne pouvoit plus fortir. On lui adminiftra les derniers Sacremens le 23. Septembre 1759. de grand matin, il étoit à l'agonie. Un voifin vint me demander une prife de votre Poudre, quoiqu'il me dit qu'il défefperoit de le trouver vivant à fon retour : il le trouva heureufement fouffrant encore, on lui fit avaler la prife comme on pût. Une heure après elle agit tellement que ceux qui le veilloient à la mort, furent témoins d'un rétabliffement fur les trois heures du foir qu'ils prirent pour un miracle ; le lendemain il fut levé une grande partie de la journée, & aujourd'hui 30. Mai 1760. il fe porte bien.

Le nommé Boyer de cette paroiffe, âgé de vingt-fept ans, étoit au lit depuis fix femaines, d'où il ne bougeoit pas à caufe d'une maladie que je ne fçais comment nommer. Il avoit été traité par les difciples d'Efculape

& abandonné ; on lui adminiſtra les derniers
Sacremens le 5. Septembre 1759. Il me
fit prier par ceux qui étoient venus les chercher, que j'allas le voir : je le trouvai dans
la fiévre continue, la langue extrêmement
noire, tout en feu dans l'intérieur, n'ayant
que la peau & les os : je lui fis avaler une
priſe & demi de la Poudre qui le vuida extrêmement & le guérit. Il vint chez moi
le 17. me remercier, il ſe porte bien ce
30. Mai 1760.

Jean Janet pauvre maneuvre de cette Paroiſſe, âgé d'environ quarante-ſix ans, prit une
pleuréſie au mois d'Octobre dernier : il fut
traité, abandonné, & enfin adminiſtré le
21. ſa femme vint me demander une priſe
de la Poudre, je lui en donnai trois dont
il en prit deux le 21. & l'autre le lendemain
qui le guérirent. Il ſe porte bien aujourd'hui
30. Mai 1760.

Une fille âgée de 35. ans, pauvre domeſtique, depuis huit mois avoit une gale affreuſe :
les Chirurgiens avoient épuiſé leur art pour
la guérir & lui avoient enlevé ſes petites avan-
ces pour la ſoulager : le 3. du courant je
lui fis dire par ma niéce que je la guérirois
ſi elle vouloit. Il y avoit ſept jours qu'elle
étoit au lit, d'où elle ne pouvoit ſortir, le
corps couvert d'ulcéres & de groſſes tumeurs
qui lui cauſoient des douleurs aiguës ; elle
étoit extrêmement conſtipée, cinq priſes &
demi avalées les 13. 14. 15. & 17. du courant l'ont totalement guérie, & elle n'a
aucune marque d'ulcéres, &c.

 Signé, *Ducroud*, Chanoine d'Aigue-
Perſe en Beaujolois.

A Matour par Macon le 30. Mai 1760.

       Chancre.

Chancre. *Eréfipelle fupurant.*
Vers.

LEs bons effets de votre Poudre, avec
laquelle j'ai guéri par leur moyen un
nombre de malades qui feroit trop long à
vous détailler, la créditent ici de plus en
plus ; je me bornerai feulement à vous faire
celui de deux guérifons les plus remarquables.

La prémiere eft celle de la fille du ber-
ger du village de Boulleau en Tiérache : elle
eft âgée d'environ dix-fept ans & étoit attaquée depuis plus de fix mois d'un chancre
dans le nez qui avoit déjà gagné dans les deux
narines : je lui ai fait prendre un paquet de
votre Poudre en cinq femaines de tems ,
deux prifes chaque femaine ; à la quatriéme
prife fon nez eft venu fort gros & enflamé
ainfi que fes yeux & une partie de fon vifage ; elle a évacué une quantité prodigieufe
d'humeurs par les felles. La cinquiéme prife a
fait diminuer l'enflure & l'inflammation ; les
prifes fuivantes ont opéré de fi bons effets
qu'à la dixiéme elle paroiffoit guérie tout-à-
fait, il ne lui reftoit plus qu'un peu de chaleur dans une narine , & il lui prenoit un
faignement par cette narine quand fes régles
vouloient lui venir. Je lui ai encore fait
prendre deux prifes de votre excellente Poudre qui ont achevé de guérir cette fille radicalement.

La feconde guérifon eft celle du nommé
Paul fils d'un pauvre maneuvrier de Laneu-
ville fous Laon , garçon âgé d'environ quatorze ans qui avoit une éréfipelle fupurant

qui lui couvroit tout le visage : je lui ai fait prendre quatre prises de votre Poudre en huit jours , dont chaques l'ont fait aller quatorze & quinze selles , & il s'est trouvé très bien guéri. La premiere prise lui a fait rendre deux vers tout vivans , &c.

Signé , *Deproix.*

A Laon le 12. *Juin* 1760.

Asthme.   *Crachement de sang.*

CE n'est pas d'aujourd'hui que je connois la vertu de vos Poudres ; il y a bien huit à neuf ans que j'en ai pris en différentes fois une vingtaine de prises pour un embarras de respirer , accompagné quelquefois d'un petit crachement de sang. Vos poudres m'ont rendu la respiration libre , je n'ai point révû de crachat sanguinolent ; depuis ce tems je me suis très bien porté , &c.

Signé , *de Louis* , rue de la Jussienne vis-à-vis la Compagnie des assurances.

A Paris le 19. *Juin* 1760.

Mal de tête.   *Mal d'estomac.*
Miséréré.   *Vers.*
Fiévre avec redoublement.

J'Ai , Monsieur , bien des reproches à me faire d'avoir tardé jusqu'à présent à vous faire mes remercîmens sur la bonté & l'efficacité de votre Poudre dont je fais usage depuis 1743. pour un mal de tête que j'avois depuis deux ans , qui me tenoit jour & nuit. Je me déterminai donc à prendre de votre Poudre, n'ayant pû tirer aucun soulagement des saignées & médecines que nos meilleurs Médecins ont ordonné sans en retirer le plus petit soulagement, au contraire après avoir resté quatre mois entre leurs mains, mon mal de tête augmenta plutôt que de diminuer, malgré les saignées & purgations que trop réitérées. Je laissai donc là nos Docteurs pour recourir à votre divine Poudre dont j'ai été guéri avec douze prises qui m'ont fait un bien infini : j'ai rendu des glaires qui étoient aussi petrifiées que le plus dur caillou, ce que les médecines précédentes n'avoient pû opérer ; j'ai continué pendant dix ans d'en prendre deux prises au printems & à l'automne sans avoir ressenti depuis ce tems le moindre mal de tête. J'en ai encore eu besoin il y a trois mois pour un mal d'estomac dont les souffrances ne peuvent s'exprimer, dont j'ai été guéri avec six prises en douze jours de tems. Enfin, Monsieur, j'ai tant de confiance dans votre remède & tant de raisons d'en avoir, que je ne cesse d'en recommander l'usage non seulement à mes parens, mais même à mes amis, persuadé par les expériences que j'ai fait tant de sa bénignité que de son efficacité pour détruire les embarras & mauvais levains qui troublent le cours ordinaire du sang & des autres liqueurs. Je vais vous en citer un exemple tout récent : mon laquais âgé de vingt-six ans a été attaqué deux fois d'une colique du miséréré, la derniere plus forte que la premiere, car on l'a tenu pour mort. Je me suis décidé à lui faire prendre une prise de votre Poudre dont il a été foulagé parfaitement après une évacuation confidérable, il a même rendu huit vers affez forts : je lui en ai donné une feconde prife le fur-lendemain qui lui a fait encore un effet admirable, & il fe porte à préfent on ne peut pas mieux. Je ne vous ferai aucun détail de toutes les cures que j'ai fait avec votre Poudre fur les pauvres, cela feroit trop long ; ce que je puis vous dire de plus étonnant, entre autre chofe, c'eft que le pere de mon jardinier, âgé de 84. à 85. ans étant attaqué d'une groffe fiévre avec des redoublemens, a été guéri parfaitement avec fix prifes de votre Poudre que je lui ai fait prendre en quatre jours. Mandez-moi, Monfieur, fi vous voulez que je faffe inférer la lettre que j'ai l'honneur de vous écrire dans le Mercure prochain à fronder le fiftême de Mr. Thiery, auquel je fuis en état de prouver qu'une de mes proches-parentes en a pris quatre cent prifes en deux ans étant foupçonné d'un ulcére à la matrice : cette grande quantité de Poudre ne lui a pourtant ni calciné ni corrodé les entrailles ainfi que Mr. Thiery en certifie la propriété, au contraire elle ne lui a fait que beaucoup de bien, puifqu'elle a fait ceffer toutes ces craintes, &c.

Signé, *Legé*, vieille ruë du Temple près celle de St. Antoine.

A Paris le 5. *Juillet* 1760.

Fiévre double tierce.	*Dartre.*
Vomiffement.	*Verruë.*
Fiévre quarte.	*Dureté.*
Pleuréfie.	*Apoplexie.*
Point de côté.	*Rûmatifme.*
Toux.	*Jauniffe univerfelle.*
Eréfipelle.	*Migraine.*

JE ne fçaurois demeurer plus long-tems fans vous marquer ma reconnoiffance pour les heureux effets qu'ont opéré vos Poudres & fur moi & fur mes domeftiques.

J'ai guéri ma gouvernante de la fiévre double tierce bien forte avec des vomiffemens, cinq prifes la tirerent d'affaire fans aucune faignée. Deux mois environ après elle eut encore une femblable fiévre, quelques prifes de Poudre guérirent encore cette fiévre. A deux mois & demi de là elle eut la fiévre quarte bien reglée, dix prifes la lui firent paffer. Ce qu'il y a de remarquable dans cette troifiéme cure, c'eft que dès la troifiéme prife la fiévre qui étoit parfaitement reglée retarda d'environ trois heures, & enfuite de cinq, de fept, de huit, & dix heures de prifes en prifes. Je l'ai guérie en dernier lieu au mois d'Avril dernier d'une pleuréfie en forme ; elle avoit un grand point de côté, une fiévre violente qui lui rédoubloit deux fois par jour, une toux accablante qui ne lui donnoit prefque aucun relache, ne pouvoit ni cracher ni fuer : j'étois affez embarraffé ; cette fille que j'avois déjà guérie trois fois avec votre Poudre faifoit fottement difficulté d'en prendre dans cette maladie. Le quatriéme jour à la fin, que la douleur du côté étoit sentie dans la poitrine, & qu'elle se trouvoit fort pressée, elle se détermina à en prendre. Je lui fis donc avaler une bonne prise de Poudre, elle se vuida abondamment pendant tout ce jour & cinq ou six fois encore pendant la nuit, & environ autant le lendemain matin. Je la laissa de repos ce jour-là, le jour suivant je lui donnai encore une prise de Poudre qui procura treize ou quatorze selles, la fiévre & l'oppression diminuerent dès lors. Après un autre jour d'intervale, je lui donnai une troisiéme prise de Poudre, & le lendemain elle n'eût ni fiévre ni oppression ; trois jours après elle se leva & s'est toûjours bien portée depuis.

J'ai aussi guéri son frère qui est mon domestique d'une érésipelle qui lui occupoit tout le côté gauche du visage ; il ne prit que trois prises de Poudre, il lui arriva une chose assez singulière. A la troisiéme prise après quelques selles, il sentit une démangeaison & une irritation terrible à la plante des pieds, cela l'étonna ; je lui dis qu'il ne craignit rien de cette démangeaison quelque violente qu'elle fût, que c'étoit l'humeur pécante qui étoit en marche pour céder la place au remède victorieux & cela fût très vrai. Une quatriéme le mit en état de se lever le jour suivant, votre Poudre incomparable ne laisse rien de vicieux & d'impur dans ceux qui en prennent.

Quant à moi, Monsieur, j'avois une dartre au bras gauche de la largeur de presque la paume de la main, je l'avois frotée des meilleurs ingrédiens dont on se sert pour ce mal, elle ne passoit point, je n'eus pas pris huit à neuf prises environ de votre Poudre pendant l'espace de trois mois que ma dartre fut guérie. J'avois aussi une verrue entre la clavicule & la mamelle gauche ; de petite qu'elle étoit dans le commencement, elle étoit devenuë grosse comme un bon œuf ; elle suppuroit si abondamment qu'elle perçoit un linge en six doubles, perçoit ma chemise, & tachoit même mon gilet. Vos Poudres la réduisirent, en assez peu de tems, à la grosseur d'une noisette sans suppurer. Je cessai pendant quelque tems de prendre de la Poudre, ma verruë revint, je fus obligé dans une maladie que j'eus à la Toussaint dernier (dont j'aurai l'honneur de vous parler dans un moment) je fus obligé de prendre de la Poudre : vers la douziéme prise ma verrue disparut pour la seconde fois, elle est de la grosseur du bout du petit doigt & ne supure aucunement, elle est enfin réduite à rien.

J'ai eu, il y a six ans, deux fois une colique néphrétique dans l'espace de deux mois : il m'étoit resté du côté gauche du bas ventre une dureté de la largeur d'un petit écu ; elle ne me faisoit aucun mal quand je n'y touchois pas, mais si j'y portois le doigt, j'y avois de la sensibilité, & cela me causoit de la douleur. Votre divine Poudre a emporté cette obstruction, elle est tout-à-fait dissipée.

Enfin j'eus au commencement du mois de Novembre dernier une espêce d'apoplexie, je tombai sans connoissance. Etant un peu revenu, plein de confiance en vos Poudres, j'en pris une forte prise, elle me procura vingt-trois felles. Je mis un jour d'intervale; je pris une feconde prife qui produifit vingt évacuations , enfin le fur-lendemain j'avalai une troifiéme prife & me trouvai hors d'affaire : je ne laiffai pas pour cela de prendre encore deux prifes de Poudre quelques jours après , mettant deux jours d'intervale entre chaque prife.

M. Maffe Curé de Cyré, Bourg fitué à une lieue de Loire , a été guéri d'un très facheux rûmatifme par l'ufage feul de vos Poudres.

Je fçai que vingt-cinq prifes de votre Poudre ont guéri radicalement un nommé Chauvin fermier d'Etambé tout près de Thovars en Poitou : il avoit une jauniffe univerfelle, il avoit paffé par une infinité de remèdes qui n'avoient rien opéré , il fe porte parfaitement bien.

Madame de Maloire , qui depuis trente ans étoit fi martire de migraines affreufes qu'elle étoit obligée d'être prefque toûjours au lit , s'appuyant les mains fur le front & criant fans ceffe , a été guérie parfaitement de fa migraine avec foixante & dix prifes de Poudre, &c.

Signé , *Journolleau* , Curé de Loire. *A Loire en Aunis près Rochefort port de mer ce 20. Juillet 1760.*

Retention d'urine.   *Urine fanguinolente.*
Ulcére à la matrice.   *Tremblement.*
Ulcéres.

IL y a deux ans que je voulois vous écrire pour vous faire fçavoir l'effet merveilleux de votre Poudre purgative ; ou n'en avoir jamais plus entendu parler dans ce pays-ci. Il y a une femme âgée de trente-sept ans, attaquée d'une retention d'urine avec ardeur, qui faifoit l'urine toute fanguinolente & beaucoup d'inflammation à la veffie : après avoi fait tous les remèdes que les Médecins de Rodez & de Milhau lui avoient ordonné que je lui fis prendre, je lui exécuta toutes ces ordonnances fans aucun foulagement. Après un an il lui furvint un ulcére à la matrice qu'elle garda plus d'un an, elle étoit devenue comme une fquélete, & voyant que tous les remèdes lui étoient inutiles, je lui confeilla de prendre votre Poudre, que c'étoit le feul remède qui pouvoit la guérir, qu'autrement elle étoit perdue fans reffource. Naturellement je ne fuis pas flatteur, je lui fis voir votre Livre, je les avois faites prendre à d'autres qui s'en étoient bien trouvés : elle me difoit que c'étoit comme un almanach, qu'il n'en feroit ni plus ni moins, qu'elle étoit perdue. A la fin elle fe détermina, & au moyen de trente prifes elle eft radicalement guérie & prête à accoucher, après en avoir fait neuf à dix groffe & graffe : c'eft la femme de Pierre Foulquier payfan du Village de Trebons, Paroiffe de Curan, Diocèfe de Rodez à trois lieues de Rodez. Mr. le Prieur du Poujol-Cambulas à deux lieues de Rodez la même année 1758. étoit attaqué depuis quelques années d'un grand tremblement des mains & d'une grande foibleffe des jambes ; il avoit toute la peine du monde à dire la Ste. Meffe, furtout l'hiver avec le grand froid ; il prit votre Poudre & s'en eft parfaitement bien trouvé. Mr. Delpuech Dalaret, Paroiffe de Fulars à deux lieues de Rodez, ancien Curé de Canal, âgé

de soixante & treize ans , avoit des ulcéres
aux jambes ; il a pris votre Poudre assez long-
tems & est parfaitement guéri , &c.

  Signé , *la Croix* , Chirurgien juré.
'A Salescurant le 20. Juillet 1760.

Colique habituelle. Fluxion de poitrine.
Miséréré. Maux de reins.
Fiévres. Rûmatisme.
Gangréne.

IL y a plus de quatre ans que j'ai fait usage
de votre admirable Poudre pour une espêce
de colique presque habituelle qui me tourmentoit très violemment depuis plusieurs années , sans avoir jamais pû trouver aucun soulagement dans aucun autre remède : j'en continue l'usage depuis ce tems pour quelque espêce de maladie qui puisse me survenir , &
une seule prise dissipe tout , ensorte que je
jouis maintenant & constamment de la santé
la plus parfaite. J'en ai fait prendre à plusieurs de mes Paroissiens , tant pour des rû-
matismes invétérés qui les retenoient très
long-tems au lit , que pour d'autres différentes maladies même très dangereuses , comme fluxions de poitrine , gonflement d'estomac , coliques , miséréré , maux de reins très
violens , fiévres & autres , desquels ils ont
tous été parfaitement guéris , ensorte qu'à la
moindre attaque qu'ils ressentent , une seule
prise les garantit ; d'autres abandonnés des
Médecins ont été guéris au grand étonnement
de tout le monde. Un Gentilhomme du voisinage , Seigneur de Vaux-les Mourons, avec
sept prises a été parfaitement guéri d'un rûmatisme qui le retenoit au lit depuis plus de

six mois avec grandes douleurs. Mademoiselle sa sœur qui, depuis environ dix-huit mois, pouvoit à peine aller de son lit auprès de son feu toute courbée & avec des bequilles, a été guérie avec trois prises d'une espêce de rûmatisme universel sur tous ses membres. Une servante abandonnée & condamnée à une mort prochaine par un habile Chirurgien, de laquelle le bras étoit enflé d'une grosseur étonnante, & que ce même Chirurgien soutenoit être gangrené, ayant perdu toute connoissance, & pour ainsi dire prête à expirer, a été radicalement guérie au bout de dix à douze jours, travaillant à ses ouvrages ordinaires comme auparavant, &c.

Signé, *Desbarrieres*, Chanoine régulier prémontré Prieur Curé de Tourteron en Champagne par Rethel-Mazarin.
A Tourteron proche Attigny le 24. *Juillet* 1760.

Epilepsie.

QU'il est satisfaisant pour Mr. Pajot, Receveur Général des Finances d'Alençon, de voir aujourd'hui sa généreuse charité récompensée par la surprenante guérison d'Alexandre Prévré natif de Lisleftdam, âgé de vingt-quatre ans son garçon de cuisine à qui il donna le tems & fournit à Paris tout ce qu'il fallut pour le guérir d'une cruelle épilepsie dans laquelle il tomboit assez fréquemment depuis dix années au moins, par soixante-quatorze prises de votre Poudre purgative sous la direction de son portier, homme sage & prudent.

Que je suis moi-même heureux d'être tombé entre les mains des personnes si pieuses , raisonnables & attentives (ce qui n'est pas aisé de trouver aujourd'hui) pour conduire des maladies si croniques , durcies, opiniâtres. Ils ont exécuté de point en point mes ordonnances sans aucune imprudence pour le régime , soit de la Poudre, soit des bouillons & de l'eau, soit de la nourriture de facile digestion.

On commença le 20. Mai 1760. Prévré en usa une prise chaque jour , excepté les Fêtes & Dimanches qu'il se réposa jusqu'au 10. Juillet suivant. Malgré les évacuations sept, neuf, dix ou douze chaque dose , il ne fut ni affoibli ni fatigué. Plusieurs fois il tomba dans les ruës de son mal , & notamment deux fois le 9. Juillet à la quarante-troisiéme prise : le lendemain le portier lui donna la quarante-quatriéme. J'étois à la campagne, on m'écrivit.

Je répondis qu'après quinze jours de repos , j'en ordonnois deux paquets de dix doses chacun à avaler à l'alternative d'un jour de repos entre chacune. Avec repos même les Fêtes & les Dimanches elles empêcherent les rechûtes , mais dans cet intervale , quoique les évacuations fussent plus nombreuses douze & quatorze chacune , le malade sans être alité , eut un affreux dégoût pour toute nourriture ; cependant il s'efforça de manger, sentant un violent combat des humeurs & de la Poudre dans son estomac. Son appétit revenu il alla de mieux en mieux , se portant au parfait le 30. Août que finirent ces vingt prises sans être retombé dans aucun abcès épileptique , d'où je conclus sa radicale guérison.

Cependant j'en ordonnai encore un pa-

quet de dix doses à deux par semaines pour
la perfectionner sans retour du mal. Elle le
mena actuellement avec plus de vigueur dix-
huit évacuations en humeurs toutes différentes des épileptiques. Il est même étonné de
l'horreur & de l'abondance des viscosités dont
il étoit farci,& dont il est charmé de se délivrer.

Tel est Monsieur, le magnifique triomphe
de votre Poudre, de la charité de Mr. Pajot, & de l'expérience du Pere Felix, d'avoir
augmenté le nombre des prises à propos,
nombre qui, dans le recueil des guérisons,
ne passe pas celui de quarante-quatre, tant
il est vrai qu'il faut les continuer jusqu'à
ce que le malade soit guéri comme il est
dit dans le Traité pour saper jusqu'aux moindres racines du mal.

Tous trois vous prient, Monsieur, de ne
pas manquer de faire imprimer ceci dans votre
nouvelle édition pour la publicité de cette
cure, &c.

Signé, *F. Felix*, ancien Prieur des
Augustins de la place des Victoires.
A Paris le 20. *Septembre* 1760.

Hidropisie.	*Rétention d'urine.*
Fiévre.	*Pissement de sang.*
Dissenterie.	*Maux vénériens.*
Fiévre putride.	*Rûmatisme.*
Menstrues suprimées.	*Douleur dans les reins.*
Paralisie.	*Sciatique.*
Colique.	*Jaunisse.*
Pleurésie.	*Vomissement.*
Fluxion de poitrine.	*Goute.*
Crachement de sang.	

JE bénis le Seigneur de vous avoir enfin
déterminé à être favorable au public par

la nouvelle impreſſion que vous me promettez de donner.

C'eſt l'expérience certaine que j'ai eu de la douceur, de l'efficacité & de la ſanité de votre Poudre purgative qui m'a engagé à la conſeiller à tout malade, & ayant bien reconnu tout ce que la jalouſie, la prévention & l'indifférence pour le bien public ont dicté dans ce que j'ai vû & entendu de la part des ennemis de ce remède, j'ai crû devoir en prendre la défenſe autant que ce même bien public m'a paru le demander; & à cet effet j'ai eu l'honneur de vous mander bien des choſes qui dans leur tems ont dû vous prouver mon zèle, car vous avez négligé mes ſoins, comme je le connus lorſqu'ayant vû dans le Mercure de Mai 1758. l'obſervation que Mr. Thiery prit la peine d'y faire inſérer, je me déterminai à adreſſer à Mr. Lutton Auteur du Mercure de France un Mémoire ſur mes expériences touchant les effets de la Poudre purgative, duquel j'en affranchis le port, ſans qu'il ait été inſéré dans le prochain Mercure comme j'en priois ledit Mr. Lutton par une lettre que je joignis à mondit Mémoire que vous trouverez ſous ce pli en date du 14. Septembre 1758.

Le 23. Avril 1759. je vous adreſſai mes lettres au Miniſtre & à Mr. Thiery auxquelles je joins ſous ce pli celle que je crûs devoir écrire à Mr. de Senac premier Médecin du Roi en date du 19. Mai 1759. & dont j'ai été privé de l'honneur d'une réponſe.

Il ſeroit trop long de vous mander ici tout ce que j'ai vérifié des fauſſetés ſur les dits & rédits contre ce remède fanatif : l'on avance que Mr. l'Abbé la Greze Curé de la Ville d'Aiguillon en Agénois en a abandonné l'ufage, fans quoi c'étoit fait de lui. Je lui écrivis & vous trouverez fa réponfe ci-jointe en date du 21. Août 1757.

Un autre foutient que toutes les lettres à la fuite de votre Traité font fauffes, & que le R. P. Antoine Prédicateur Recolet lui a dit n'avoir jamais eu de fciatique, ni n'avoir pas écrit la lettre fignée fur la page 53. je lui écrivis également & vous trouverez auffi également fa réponfe ci-jointe.

Depuis peu j'ai guéri d'une hidropifie bien formée avec groffe fiévre une tante qui eft près de moi âgée de près de quatre-vingt ans, qui m'ayant demandé à être extrêmonctiée, & ayant pris douze à treize prifes de la Poudre s'eft trouvée bien guérie, & va de fon pied à la Meffe, l'ayant ci-devant guérie avec la Poudre de la diffenterie, & une autre fois d'une fiévre putride qui nous faifoient fort défefpérer de fa guérifon.

Il y a enfin peu de jours que la charité me porta à aller voir un pauvre garçon du voifinage à huit heures du foir qu'une fiévre avoit réduit depuis quelques mois dans un état qu'on n'efpéroit pas qu'il paffat la nuit, puifque fa mere étoit embarraffée comment elle le feroit plier. L'ayant trouvé dans ce trifte état je lui fis prendre tout de fuite une prife de la Poudre qui le fervit bien, enfuite deux autres prifes ont fini de le fortir entiérement du danger dont il étoit fi près.

Je défire enfin que le public profite bien de tout ce que vous pouvez faire imprimer en fa faveur, & que vous reconnoiffiez combien je l'ai à cœur dans tout ce que je fais pour lui , &c.

Signé , *de Nogueret de Teouliere*, près de Puymerol en Agénois à Lafpeyrés.

A Teouliere ce 16. *Novembre* 1760.

A Mr. LUTTON Avocat prépofé au recouvrement du Mercure ruë Ste. Anne à Paris.

MONSIEUR,

LE bien public exige que vous ayez, s'il vous plait , la complaifance d'inférer dans le premier Mercure le Mémoire ci-joint , &c.

Je fouffigné incité pour l'utilité du public difant ce que je connois vrai touchant la Poudre purgative de Mr. Ailhaud que Mr. Thiery a déclarée mortelle dans le Mercure du mois de Mai dernier , j'affûrerai qu'avoir vû une femme accouchée demeurée perclue de tout le corps ayant été guérie par l'ufage de la Poudre purgative.

Qu'une Demoifelle d'un tempérament maigre & valétudinaire ayant pris un purgatif & un vomitif pour un dérangement de menftrues tourné en un flux exceffif, fe trouvant beaucoup plus mal par une colique terrible , le pous intercadent avec foibleffe & évanouiffemens fréquens , a été heureufement délivrée de tous ces fimptômes mortels à la premiere prife de la Poudre qui , trois heures après , lui procura des évacuations très abondantes en glaires & humeurs mêlées de quantité de gros caillots de fang pourri.

Et qu'avoir auffi enfin vû que plufieurs perfonnes de tout âge, de tout fexe, même d'un tempérament vif & non gras, attaquées de différentes maladies, ont pris jufqu'à plus de cent prifes de la Poudre avec tout le fuccès défiré, font d'affez fortes preuves qu'il faut qu'on fe trompe quand on juge ce remède mortel.

Je ne prétens pas cependant vouloir foutenir qu'il ne puiffe être mortel par accident fi on le prend mal. Mais je le crois très fanatif lorfqu'on exécute bien la méthode marquée par Mr. Ailhaud dont le Traité en 1755. n'eft pas lû avec affez d'attention d'un chacun, non plus que les témoignages des guérifons y inférées.

Quels prodiges ne voit-on pas en effet dans toutes ces guérifons, fi l'on n'eft prévenu par des fauffetés, & que l'on veuille s'arrêter, comme l'on doit, à ce qui eft dit par Mr. Rouillé Miniftre d'État pag. 40. & 63. par Mr. Rouffel de Laval pag. 53. par Mr. de Pebernard de la Barthe pag. 64. par Mr. de Courmenil Seigneur de Criquetot-Leneval pag. 66. par Mr. de Goiran Seigneur de St. Jean pag. 67. par Mr. d'Huleau Chevalier de St. Louis pag. 70. par Mr. le Préfident d'Albertas pag. 75. par Mr. du Bureau pag. 85. par la Princeffe Vaini pag. 125. par Mr. de Labrouffe Seigneur de Meymat pag. 133. par Mr. de Barreau de Benque Seigneur de Montegut pag. 138. par Mr. de Marteville Miniftré à la Cour de Drefde pag. 142. 143. 147. 150. & fuivantes, par le Prince Lubomirski pag. 173. & 177. par Mr. le Comte de Cadrieu pag. 176. par Mr. le Comte de Riviere

pag. 179. & 181. par Mr. de Chabrié pag.
182. par Mr. Boyer de l'Irondelle pag. 190.
par Mr. de Cheffimont pag. 197. par M. Du-
pleffis pag. 202. par Mr. Gabriel pag. 205.
par Mr. le Comte de Feyl Wourhach pag.
220. par Mr. de Balmier pag. 221. & par Mr.
le Chevalier de la Cour Commandeur d'Auxerre pag. 224. & 225. &c.

Joint à tout ce que deffus ce qui fe dit jour-
nellement de ceux qui ufent, comme il faut,
de la Poudre purgative, & vû ma propre expérience fur ce même fujet, je ne comprens
point qu'on puiffe véridiquement trouver que
ce remède foit de lui-même inutile, mauvais
& mortel : qu'on approfondiffe donc mieux
les mauvais effets qu'on attribue à la Poudre
purgative, & je crois être affez certain qu'on
reconnoîtra qu'ils ne font jamais produits que
des malfaçons infignes & des imprudences
des malades.

Le grand nombre des perfonnes qui recon-
noiffent que la Poudre purgative leur a rendu
ou la vie ou la fanté, font gens qui ont exécuté, comme il faut, les régles prefcrites
par Mr. Ailhaud, & il me refte tant de chofes à dire fur ma propre expérience qu'on ne
fçauroit trouver lieu de cenfurer à propos
les motifs qui me font lever l'étendart en faveur du public qui peut ufer de la liberté qu'il
a de croire le vrai pour fon bien, & à qui je
donne mon préfent Mémoire à cette unique
fin.

Signé, *de Nogueret de Teouliere.*

*A Teouliere près de Puymerol en Agenois le
14. Septembre* 1758.

A Mr. de Senac premier Médecin du Roi à la Cour.

Monsieur,

LEs exemples que je puis citer avec certitude sur les effets que la Poudre purgative de Mr. Ailhaud opére dans ceux qui exécutent bien les régles prescrites par ce fameux Auteur, sont trop intéressans pour que le public ne vous soit rédévable de ce qu'il vous plaira le favoriser dans la connoissance du vrai à ce sujet.

Moi-même ayant le tempérament vif & non gras, ai pris avec succès plus de cent prises de la Poudre dans un an, en ayant d'ailleurs pris & vû prendre avec même succès jusqu'à quatre prises dans un jour contre différens maux.

J'ai vû que cette Poudre a tiré de la mort des enfans à la mamelle & autres personnes fort avancées dans l'âge, & que plusieurs personnes du sexe en ont usé avec tout le succès désiré & dans les menstrues suprimées & dans les flux excessifs des mêmes menstrues, étant mêmement vrai qu'une accouchée demeurée paralisée de tous ses membres, ayant inutilement fait divers remèdes, & ayant ensuite pris quatre prises de la Poudre avec certains intervales, se leva & agit comme par ci-devant.

Ma femme ayant pris une prise de la Poudre la veille de ses dernieres couches, ne sentit pas du tout une cruelle colique qui la tourmentoit pendant plusieurs jours dans sept autres couches précédentes.

Ce remède a guéri sous mes yeux & la

pleuréfie & la fluxion de poitrine avec groffe fiévre & crachant le fang, & il a fait miracle en faveur d'un homme qui a le tempérament très violent, & qui étoit jugé perdu fans reffource, fouffrant de très vives douleurs pour une retention d'urine, piffant le fang tantôt épuré & tantôt caillé, &c. Etant devenu fec & ayant la mort peinte fur fon vifage, après avoir dépenfé bien d'argent pour les divers remèdes confeillés, s'étant enfin mis à ufer de la poudre de Mr. d'Ailhaud, tous les fimptômes douloureux ont ceffé : il a groffi, fon vifage eft bon, & il attend fa radicale guérifon par l'ufage qu'il lui convient à préfent de faire d'une prife de la Poudre tous les quinze jours ou tous les mois, fuivant que fon befoin l'exigera.

J'ai vû opérer des effets merveilleux à la Poudre dans les maux vénériens & autres dont un plus long détail feroit ennuyeux. Huit perfonnes dans mon logis en ont éprouvé tout le bien défiré pour différens maux, & c'eft l'efficacité & la douceur que j'ai connues dans ce remède, qui m'ont déterminé à n'en employer jamais d'autre dans quel cas de maladie que moi & ma famille tombions.

J'ai été tout attentif aux opérations de la Poudre dans un grand nombre de perfonnes, fans jamais m'appercevoir d'aucun mauvais effet, quand on a bien exécuté tout ce que Mr. d'Ailhaud confeille dans fon Traité.

Voilà, Monfieur, ce dont j'ai l'honneur de vous rendre fidélement compte en rempliffant joyeufement l'intention de Mgr. le Comte de St. Florentin. Je vous fupplie d'approuver mon zéle à pouvoir donner cours à cette Poudre & la faire inférer dans les Jour-

⁂aux publics , ne défirant enfin rien tant que de vous plaire dans l'exécution de tout ce qu'il vous plaira me prefcrire à cet effet , ayant l'honneur d'être avec refpect ,

M O N S I E U R , &c.

Signé , *Nogueret de Teouliere* , ancien Officier près de Puymerol en Agenois.

A Teouliere ce 19. Mai 1759.

A Mr. DE NOGUERET DE TEOULIERE, à Puymerol.

M O N S I E U R ,

VOus me demandez dans la lettre que vous m'avez fait l'honneur de m'écrire , un aveu fincére de l'effet que la Poudre de Mr. Ailhaud fit fur moi dans une maladie étonnante au mois de Juin de l'année derniere , & vous fouhaitez cet éclairciffement pour confondre des gens mal intentionnés qui , pour décréditer ce remède , ont malicieufement répandu des bruits qu'il avoit manqué de me tuer. Voici, Monfieur, les merveilles qu'il produifit fur moi.

Atteint d'une vive douleur dans les reins , je vomiffois tout ce que 'e prenois de nourriture , fans qu'aucun remède me foulagea. Le onziéme jour de ma maladie , je me trouvai dans un état de mort : il y avoit trois fois vingt-quatre heures que je n'avois pas uriné du tout ; Mr. Douzan Médecin d'Aiguillon bon praticien , mon voifin & mon bon ami qui ne me quittoit prefque pas , comprit tout comme moi que j'allois périr , il me propofa une ptifanne royale purga-

tive, dont à peine en eus-je avalé un grand
verre, que je la vomis ; un second verre
eut le même fort. Me voyant fans reffource j'ordonnai à mon valet de me préparer
une prife de la Poudre de Mr. Ailhaud ;
tout le monde qui s'intéreffoit à moi s'y
oppofa, je perfiftai ni plus ni moins, mon
valet me donna la Poudre que j'avalai ; un
demi-quart d'heure après je la vomis. Alors
je vous l'avoue, je crus fermement qu il n'y
avoit plus de reffource pour moi ; heureufement j'eus affez de fermeté pour en prèn-
dre tout de fuite une autre prife que je ne
vomis point, & qui me débouchant un peu
me donna quelque foulagement. Le lendemain je repris la Poudre qui me purgea
beaucoup, & fit venir les urines en fi grande abondance que dans l'efpace de trente fix
heures, j'en rendis dix-huit pintes. Après la
troifiéme prife commençant à pouvoir pal-
per mon ventre auprès des reins, ce que je
ne pouvois pas faire auparavant tant mes
douleurs étoient violentes, je m'apperçus que
j'avois de l'un & de l'autre côté, vers l'endroit de l'uretre, une groffeur intérieure
très confidérable qui me faifoit du mal, fur-
tout quand je la preffai fous ma main. Enfin vers la douziéme prife de la Poudre, je
rendis dans l'efpace de huit à dix heures,
fans reffentir la moindre douleur ni cuifon,
trois pintes d'urine blanche comme du lait,
mais beaucoup plus trouble, alors je me
trouvai totalement dégagé ; mais comme
j'avois demeuré cinquante-fix jours aux bouillons pour toute nourriture, à la quatorzié-
me prife de la Poudre je ceffai l'ufage du
remède, & commençai peu à peu à repren-

dre la nourriture folide & à rétablir ma fanté
laquelle eft maintenant bien bonne. Depuis
huit mois je n'ai point repris de la Poudre,
parceque je ne reffens aucun mal ; mais je
me fuis promis fermement à moi-même &
je tiendrai parole, que quelle maladie qu'il
me furvienne, je ne prendrai jamais d'autre
remède que la Poudre qui me guérira, ou
ne me guérira pas ; je fuis décidé là-deffus
je ne m'en dédirai point.

Je dois vous dire, Monfieur, à ma très
grande honte, que je fus d'autant plus bla-
mable de ne pas faire ufage de la Poudre au
commencement de ma derniere maladie, qu'elle m'avoit arraché de la mort en 1749. dans
une maladie bien plus longue que celle de
l'année derniere, puifque je fus fix mois de
fuite entre la mort & la vie. J'étois alors
chez Monfeigneur l'Evêque à Agen, Mrs.
Coftas & Fonfrede tous deux bons Médecins, tous deux mes amis traitoient mon
mal d'une bile répandue : j'étois jaune comme un coing & je me mourois pour ainfi
dire à chaque inftant. Dans cet état je m'a-
vifai de leur faire une tromperie qui me réuffit tout au mieux. Ce fut de prendre à leur
infçu pendant feize nuits de fuite la Poudre,
faifant pourtant femblant de prendre les remèdes qu'ils m'ordonnoient, mon valet étoit
feul du fecret. Après la feiziéme prife, mon
appétit étant un peu revenu, & mes forces
très confidérablement augmentées, je révé-
lai le miftère, en déclarant que je devois à
feize prifes de la Poudre le commencement
de fanté qu'on voyoit en moi, & j'en continuai l'ufage jufqu'à quatre-vingt dix prifes
dans quatre mois, & ayant été prendre les

bains à Baniere , je me trouvai guéri. Si vous me demandez , Monfieur , pourquoi je pris ces feize premieres prifes de la Poudre pendant la nuit & non pendant le jour , je vous dirai ingénument que c'étoit parceque je ne me fentois pas affez de force pour refifter à l'oppofition qu'auroit peut-être formé Monfeigneur l'Evêque à mon projet ; car fûrement j'aurois eu contre moi Mrs. les Médecins & plufieurs de mes amis , lefquels felon toutes les apparences auroient entrainé Monfeigneur l'Evêque à leur avis. Or les bontés dont ce grand Prélat m'honore me font trop cheres pour que je puiffe jamais avoir de volonté contraire à la fienne , &c.

Au printems de l'année 1755. il y eut dans Aiguillon & dans les campagnes voifines beaucoup de pleuréfies & de fiévres putrides qui tuerent bien du monde , les plus jeunes & plus forts de tempérament mouroient le plus vîte. J'avois pour lors un valet d'écurie âgé de trente cinq ans fort & robufte que je fis vifiter par Mrs. Dorio & Doazan Médecins qui avoient été appellez par quelques malades pour confulter enfemble. Après avoir vû & bien examiné mon valet , ils conclurent qu'il alloit avoir une maladie des plus violentes , & qu'il falloit en venir aux faignées fréquentes. Tout étant prêt pour le faigner , voyant mon valet dans le pitoyable état qu'il étoit , je lui propofai de prendre une prife de la Poudre , il y confentit , & en ayant pris trois prifes dans quatre jours , le feptiéme jour de fa maladie il fe trouva bien guéri , étant allé à mon infçu à un quart de lieue à la tête d'une troupe de maneuvres que j'y avois , & il ne reffentit aucun mal , &c.

Il

Il me feroit aifé de citer une infinité d'exemples des merveilleux effets qu'a opéré l'ufage
de la Poudre dans l'Agénois. Mr. du Gafquet
& Mr. Efcadier mes bons amis, le premier
Gentilhomme de la Ville d'Aiguillon, & l'autre Maire du Port Ste. Marie, tous deux fujets depuis long-tems à la goute, en étant
pour ainfi dire dévorés, fe trouvent extrêmement foulagés par l'ufage de la Poudre,
leurs attaques étant devenues moins fréquentes, moins vives & moins longues, n'ayant
en un mot qu'autant de goute qu'il en faut
pour fe bien porter, &c.

Je n'ignore pas qu'il y a une infinité de
gens qui à tort & à travers, fans rien approfondir, fe déchaînent induement contre l'ufage de la Poudre, & que pour preuve de leurs
injuftes préjugés, ils citent pompeufement
quelque exemple fort rare, que la Poudre
n'a pas fait fur telle & telle perfonne l'effet
qu'on en attendoit, &c.

Pour moi qui ai examiné, autant que je l'ai
pû, certains prétendus mauvais effets que l'on
m'a cité de la Poudre, j'ai trouvé après un
exact examen, que ce n'étoit pas la Poudre
elle même qui avoit tort, mais bien ceux qui
l'avoient prife pour n'avoir pas fuivi exactement la méthode prefcrite par M. Ailhaud,
&c.

On fe récrie fur ce que, pendant l'ufage de
la Poudre de Mr. Ailhaud, il faut boire un
grand verre d'eau à chaque felle, d'où l'on
conclud qu'elle échauffe par conféquent beaucoup : je ne difcuterai pas ce qui fe paffe dans
les autres ; mais dans moi voici ce que j'y
trouve.

1°. La Poudre ne m'eft nullement defagréable à prendre; 2º. quand je l'ai dans l'estomac, elle ne me cause ni dégoût, ni naufées, ni aucune forte d'envie de vomir ; la feule fois qu'il m'est arrivé de la rejetter, c'est comme je l'ai dit ci-devant dans le commencement de mon étonnante maladie de l'année derniere ; 3º. elle ne m'a jamais caufé la dixiéme partie des coliques ou tranchées que les purgatifs de chez les Apoticaires me caufoient, puifqu'elle ne fe fait communément fentir qu'en avertiffant qu'il faut fe préfenter au baffin ; 4º. fon action ordinairement procure huit ou dix felles, c'est huit à dix verres d'eau qu'il faut boire, & après l'effet de la Poudre bien loin que je reffente le moindre accablement ou la foif, c'est qu'au contraire je me trouve plus dégagé, plus fort, & je n'ai pas plus de foif que fi j'avois bû toute ma vie du lait : ce qui m'est très perfonnel dans l'ufage dé la Poudre & des purgatifs de chez les Apoticaires, c'est que je trouve fans exagération que je bois moitié moins d'eau en prenant la Poudre, qu'en prenant tout autre purgatif, defquels les bouillons demi faits, & les ptifannes font inféparables par ordonnances des Médecins, d'où j'ai droit de conclure que la Poudre échauffe moins que tout autre purgatif, &c. je fuis, &c.

Signé, *la Greze*, Curé d'Aiguillon, Archi-Prêtre.

A Monbran le 21. *Août* 1757.

A Mr. DE NOGUERET DE TEOULIERE, près de Puymerol en Agénois.

MONSIEUR,

J'Ai reçu votre lettre bien tard, parce que j'ai été long-tems abfent du Couvent, &

d'ailleurs que votre lettre a été renvoyée faute d'avoir été croifée par-deffus. Pour ce qui
regarde Mr. d'Ailhaud, j'ai pris fes Poudres
près de quarante jours, à la fin defquels je
lui écrivis la lettre telle qu'elle eft dans fon
Livre pour le remercier du bon fuccès de fes
Poudres. J'étois attaqué de rûmatifme & de
fciatique qui m'ont tenu long-tems cloué fur
un bâton : jufqu'à préfent j'ai été délivré de
toutes ces infirmités , excepté qu'il me refte
toujours quelques douleurs au moindre changement de tems. Voilà , Monfieur , le vrai
du fait , &c.

    Signé, *F. Antoine ,* Prédicateur Recolet,
A Touloufe le 24. *Juin* 1759.

Fiftule à l'anus.	*Etourdiffemens.*
Inflammation d'en-	*Fiévre.*
trailles.	*Vapeurs.*
Fluxion de poitrine.	*Engourdiffemens.*
Paralifie générale.	*Rûmatifme.*
Mal d'eftomac.	

Uelle joie plus fenfible pour moi de
pouvoir vous annoncer aujourd'hui ma
parfaite guérifon d'une fiftule à l'anus ! mais
quel plus éclatant triomphe pour votre Poudre de l'avoir opérée !

    Sa publicité fera d'autant plus utile au pu-
blic fouvent incrédule que la complication
des maux qui la cauferent fut cruelle &
opiniâtre. Pour l'en convaincre , je vais re-
monter jufqu'à la premiere époque le plus
laconiquement qu'il fera poffible pour ne pas
ennuyer par la longueur du récit important
de ma maladie.

Après la campagne de 1747. furpris d'une maladie fi confidérable que malgré tous les remèdes ordinaires de la Médecine, il me refta & pituite & mal d'eftomac cruel & violent pendant près de dix années.

En 1756. outre mes infirmités redoublées une bile répandue, les hémorroïdes, la fiévre & un anéantiffement général s'emparerent de moi. Le flux des hémorroïdes fuprimé, elles devinrent plus groffes qu'un gros œuf avec inflammations, épreintes, douleurs infupportables, évanouiffemens fréquens. Quel dur & trifte état pendant trois ans prêt à fuccomber par l'infuffifance des remèdes ordinaires; mais quelle horrible dépenfe!

Alors fe forma la fiftule coulante, elle perça l'anus à la partie fupérieure. O que l'écoulement des humeurs plus mordicantes que le feu & le fel me fût fenfible! tous les remèdes ordinaires furent encore fans effet. Il me furvint hémorragie de quatre à cinq palettes de fang par jour durant trois mois; on n'ofa jamais l'arrêter crainte de me faire périr, tant j'étois foible, épuifé, prefqu'anéanti: je n'avois que la peau & les os. On me propofa l'opération, je la rejettai repréfentant qu'il falloit attaquer, détruire, enlever les humeurs qui caufoient ces accidens, parce que l'opération loin de me foulager m'emporteroit en vingt-quatre heures fuppofé que je la foutinffe.

Mon intime ami Mr. de Guibal ancien Major au régiment d'Aquitaine Cavalerie fût de mon avis, il me propofa la Poudre purgative de Mr. Ailhand Medécin d'Aix en Provence comme un merveilleux remède: il m'affura en avoir éprouvé lui même de très bons effets dans une maladie de près de 20. ans & de même nature que la mienne : il me dit que laffé des remèdes ordinaires qui ne toucherent jamais le fond de fes maux , il avoit été radicalement guéri par cette admirable Poudre à quoi il ajouta : depuis ma guérifon j'ai vû nombre de perfonnes fur qui elle a opéré miracles étonnans.

Un homme dans un état auffi trifte que celui où j'étois alors , après avoir dépenfé un argent confidérable , épuifé la fcience de la Médecine, n'étoit pas facile à perfuader ; cependant voulant guérir , je cédai aux fages répréfentations d'un ami auffi prudent qu'expérimenté fur les effets triomphans de la Poudre purgative. Il me cita le R. P. Felix ancien Prieur des Auguftins réformés de la place des victoires , guéri d'une maladie de cinquante-huit ans déclarée incurable par la Faculté. Ce refpectable Pere me détermina abfolument , foit par des folides raifonnemens , foit par des exemples fans nombre de guérifons opérées ou fur lui-même ou fous fes yeux , ou par fes foins. Enfin déterminé , je me mis à l'ufage de votre remède au mois d'Avril 1759. fuivant exactement le régime prefcrit par le R. P. Felix , foit pour le nombre des prifes , foit pour la nourriture de facile digeftion : quant au nombre il les régla. Pour les alimens il m'ordonna de fouper tous les foirs , quoique je priffe la Poudre le lendemain , à l'effet de fubftituer par eux un nouveau chyle nourricier aux anciennes humeurs évacuées.

J'éprouvai bientôt les heureux effets de fes inftructions. En effet la cinquiéme prife arrêta fans accident l'hémorragie , cette opé-

ration me donna confiance quoique je fusse
comme beaucoup d'autres horriblement prévenu contre la Poudre. Je la continuai sous
les yeux de mon Mentor tous les jours avec
repos les Dimanches & Fêtes seulement
pendant deux mois : les autres quatre mois,
j'en usai quatre prises par semaines. Plus
j'en prenois, plus je sentois mes forces revenir & mes maux diminuer par la soustraction des humeurs.

J'ai rendu des horreurs à trembler en bile,
glaires, sérosités, obstructions de demi aune
de longueur ; les unes qui nourries par une
imperceptible végétation d'humeurs avoient
formé comme des tripes de volailles, bri-
sées par la Poudre ; les autres plus intérieures, sans cesse durcies par une cuisson continuelle, parurent comme morceaux de plâtre.

Six mois expirés me trouvant mieux j'allai à la campagne où je continuai la Poudre
deux jours par semaine. De retour à Paris
j'y parus comme un prodige à toutes mes
connoissances étonnées du changement de
ma santé, de mes couleurs naturelles, & de
mon embonpoint. Depuis Décembre 1759.
jusqu'en Octobre 1760. une prise tous les
quinze jours & souvent deux dans le même
jour à trois heures de distance sans boire
dans cet intervale, crainte de remplir l'estomac, à l'effet d'enlever radicalement les
mauvais levains qui pouvoient rester. Enfin
j'y suis parvenu malgré les oppositions d'un
nombre infini de personnes qui, sous pré-
texte d'amitié, cherchoient à me détourner
par leurs discours. Oui j'y suis parvenu
graces à Dieu, par l'admirable Poudre de
Mr. Ailhaud, par l'exact régime du R. P.

Felix, de ne point manger ni ragoût, ni falade, ni viande noire, ni fruit verd ou crû, ni cochon, ni agneau, ni acide, ni picotant, ni poivre, ni vin aigre, ni mignonette, ni verjus, ni liqueur, ni vin de champagne, ni crudité, ni pâté, ni pâtifferie, ni fruit rouge, ni confitures ou de grofeilles, ou de verjus, ou d'épine-vinette, en un mot rien qui puiffe corroder les inteftins ; oui enfin j'y fuis parvenu en fuivant conftamment tout ce que le R. P. Felix m'a prefcrit. Plufieurs de mes amis s'y font décidés pour différentes maladies, quatre actuellement touchent prefqu'au terme de leurs guérifons par mes foins. Les fuivans font réellement guéris fous mes yeux.

1°. Un Officier de Cavalerie attaqué d'inflammation d'entrailles jufques au fang me confulta : fçavoir, fi au lieu des purgations ordinaires il pouvoit ufer de la Poudre. Je le lui confeillai : il s'y réfolut, & toutes fes incommodités difparurent au grand étonnement de fon Médecin. Depuis ce tems il fe porte au mieux, fe purge de tems à autre pour fe préferver de tout accident.

2°. Mr. Chocus, Procureur au Chatelet, tomba rudement fur les reins devenus enflés & noirs ; quatre prifes de votre Poudre lui firent rendre quantité de fang noir tout caillé, & il fut rétabli au parfait.

3°. Mde. de la Roche âgée de plus de cinquante ans, qui demeure Place Maubert, pour avoir refté trop long-tems à l'Eglife l'hiver dernier lors de la forte gêlée, fut attaquée d'une fluxion de poitrine & paralifie générale fans parole ni mouvement. Je lui donnai une prife fans aucun effet, au bout de trois heures une autre qui n'agit point ; trois heures après deux onces de manne qui resta aussi dans son corps sans action, sans calmer ni les douleurs ni le sifflement de la poitrine. Enfin une troisiéme prise de Poudre détermina l'évacuation qui fut si abondante, que la malade se trouva soulagée vers les dix heures du soir ; levée s'habilla sans aucun secours, se promena dans son appartement & soupa disant ne sentir aucun mal. Dans cette opération elle bût quatre pintes d'eau, quatre bouillons, & le sur-lendemain elle fut à l'Eglise à son ordinaire.

4°. Le Major du Corps où j'ai l'honneur de servir, attaqué de maux d'estomac presque continuels, des étourdissemens, souvent la fiévre, ne pouvoit se purger qu'avec de la manne, & le petit lait à cause de la délicatesse des intestins. Depuis qu'il a fait usage de votre Poudre, il se porte à merveille ; il la continue de tems en tems sans inflammation.

5°. Mlle. des Moulins quay Pelletier, attaquée d'une grosse fiévre, en fut délivrée par cinq prises.

6°. Mdme. Louvet marchande rue & montagne Ste. Genevieve, instruite de ma guérison, me consulta : sur ma réponse, elle en usa pour prévenir l'hidropisie & la paralisie qui la ménaçoient, elle étoit dans un état des plus tristes, trente-cinq prises opérerent sa guérison.

7°. Mdme. d'Albert rue & montagne Ste. Genevieve attaquée d'obstructions, de très fortes vapeurs, des engourdissemens dans tous les membres & un rûmatisme à la tête qui la faisoit souffrir cruellement, cent quarante prifes de votre Poudre l'ont délivrée de toutes ces infirmités.

8°. Plufieurs de mes camarades fe font déterminés de prendre votre Poudre, j'en reçois très fouvent des remercîmens ; elle opére des effets furprenans pour toute forte de maladies.

Recevez donc aujourd'hui, Monfieur, les remercîmens de tous ces honnêtes gens.

Ma reconnoiffance furpaffe la leur, vous ne pouvez en douter, mon cœur eft à vous par tant d'endroits que je ferois un ingrat de ne vous le pas offrir. Je fuis donc en vérité au-delà de toute expreffion avec un attachement autant folide que refpectueux, &c.

Signé, *Mayfonade*, Capitaine de Cavalerie à la fuite des chevaux legers de la garde ordinaire du Roi.

A Paris ce 30. *Novembre* 1760.

Paralifie.   *Goute.*
Rûmatifme.   *Vomiffement.*

INftruit que vous vous difpofez à donner inceffamment au public une nouvelle édition, je vous prie faire imprimer tels que je vous les annonce, les faits qui me furent envoyés de diverfes Provinces, en différens tems, fur plufieurs maladies ; faits intéreffans pour l'humanité, la propagation, la confervation des fujets, des Etats ; faits écrits par moi dans le ftile de Mr. Thiery Docteur en Médecine de la Faculté de Paris.

1°. On me marque avoir purgé une Dame huit jours avant fes couches avec deux prifes de votre Poudre, & trois jours après fon accouchement avec une troisiéme , comme aussi l'enfant, douze heures après sa naissance avec un tiers de prise ; aussi prit-il aisément le teton sans repugnance.

2°. On m'écrit qu'une jeune femme âgée de vingt-sept à vingt-huit ans grosse près de son terme , & tombée tout-à-coup en paralisie, accoucha d'un enfant mort : abandonnée des Médecins , elle resta perclue de tout le côté gauche , & rien de ce qu'on a coutume d'observer aux nouvelles accouchées ne se fit : on lui donna la Poudre qui rendit visible deux fois ce qui étoit suprimé. Par sa constance dans son usage , elle dégagea son bras , sa jambe & tout le côté gauche.

3°. On m'écrit que vingt prises procurerent la cessation de la goute à un homme âgé de quarante-deux à quarante-trois ans ; il résolut de la continuer d'abord tous les quinze jours , puis tous les mois deux prises pour enlever jusqu'aux plus profondes racines de cette maudite humeur avec laquelle il croit être né.

4°. On m'écrit en propres termes : il est vrai que je ne souffre plus ni de la goute , ni du rûmatisme , & que je monte aisément à cheval , ce qui ne m'arrivoit pas avant sans le secours d'une chaise. Depuis on m'a écrit la confirmation de la guérison radicale.

5°. On m'écrit qu'une Dame titrée résista pendant un mois d'user d'une prise de Poudre au commencement de sa grossesse , elle s'y soumit enfin : alors les vomissemens , les efforts horribles & le dégoût inséparable de son état cesserent par les évacuations.

6°. On m'écrit qu'une Dame eut une fausse couche d'un germe triple plus gros que le poing, précédé de huit moindres germes qui, non plus que le gros, n'étoient point formés. Tous ces germes ne pouvant recevoir nourriture, se détacherent par quelques douleurs sourdes avec grande perte de sang, beau, point aqueux ni puant. Cette fausse couche n'eut de suites mauvaises, si non quelques douleurs dans la matrice appaisées au bout de trois jours par une prise de Poudre. Le septiéme jour une autre dose la débarrassa des douleurs dans le bras gauche avec enflure, de façon que l'accouchée fût au mieux le huitiéme.

Je ne finirois pas si je donnois les guérisons contenues dans mes cinq Volumes in 4°. de six cent pages chacun. Quand Mr. Thiery m'aura nommé qui lui communiqua ce qu'il fit imprimer en Août 1759. dans le Journal de Médecine, je lui promets foi de Chrétien, de Religieux, de Prêtre, de lui accuser aussi par amitié non-seulement les noms des personnes, mais encore les dates, les années, les mois, les Villes & les Provinces.

Le public peut me croire sur ma parole par tout ce qui est imprimé sous mon nom dans ce recueil, &c.

Signé, *F. Felix*, ancien Prieur des Augustins réformés du Couvent Royal près la place de Victoires.

A Paris le 9. Décembre 1760.

F I N.

www.ingramcontent.com/pod-product-compliance
Lightning Source LLC
LaVergne TN
LVHW021543170726
843501LV00004B/1177